Hausaufgaben für Schlaganfallpatienten

Günther Hellmann (Hrsg.)

Hausaufgaben für Schlaganfallpatienten

Übungen und Hilfestellungen für Betroffene und Angehörige

2. Auflage

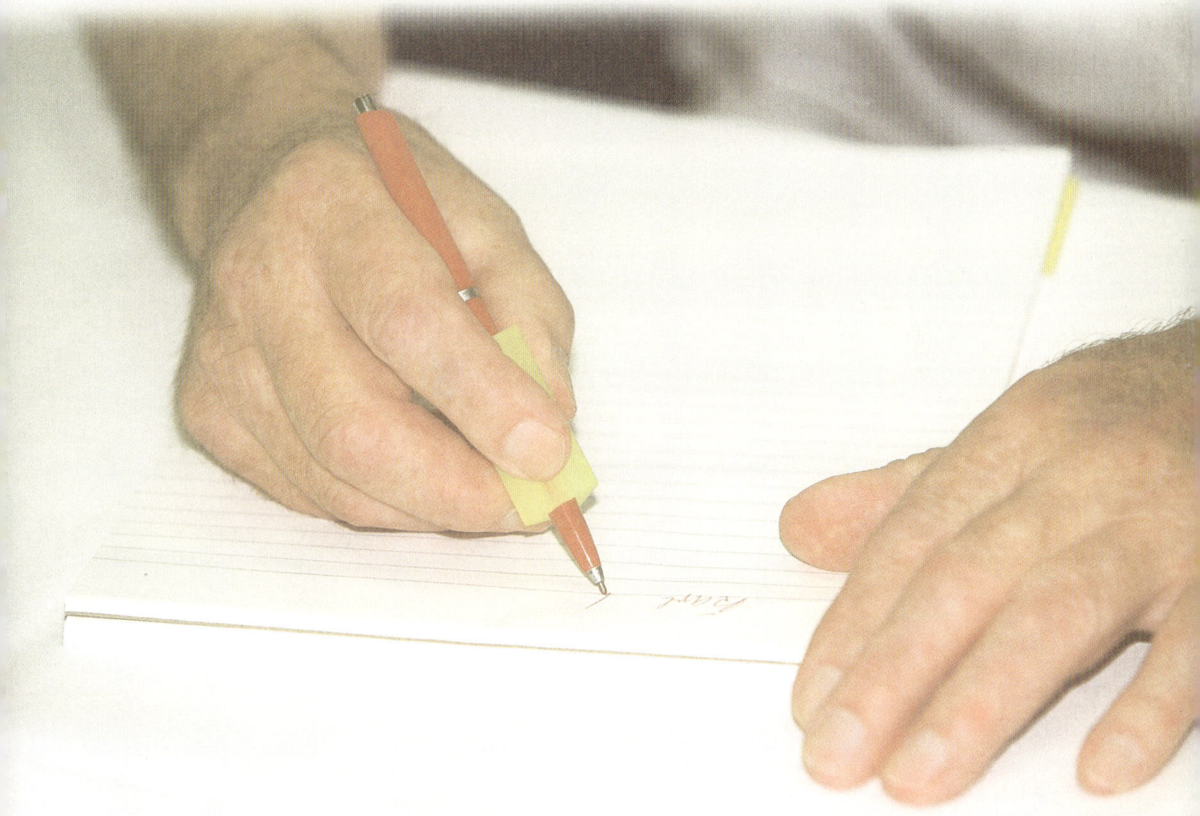

hofmann.

Bibliografische Information der Deutschen Nationalbibliothek
Die Deutsche Nationalbibliothek verzeichnet diese Publikation in der Deutschen Nationalbibliografie; detaillierte bibliografische Daten sind im Internet über http://dnb.d-nb.de abrufbar.

Bestellnummer 3082

2. Auflage 2008

www.hofmann-verlag.de

Gesamtherstellung: Druckerei Hofmann, Schorndorf
Printed in Germany · ISBN 978-3-7780-3080-6

Hausaufgaben für Schlaganfallpatienten

Übungen und Hilfestellungen
für Betroffene und Angehörige

1 Vorwort

Liebe Patientin, lieber Patient,

der Schlaganfall kann das Leben „schlagartig" verändern. Nach einer Phase der tiefen Niedergeschlagenheit fasst man wieder Mut und hofft, ganz gesund zu werden. Leider haben sich aber nach Abschluss der Behandlung in der Klinik in vielen Fällen die Beschwerden nicht völlig zurückgebildet.
Wie soll es jetzt zu Hause weitergehen? So mancher Patient fällt jetzt in ein tiefes Loch und verliert seine Zuversicht. Jetzt kann man nur eindringlich raten: „Verlieren Sie jetzt nicht Ihren Mut und Ihre Geduld!" Untersuchungen haben gezeigt, dass viele Beschwerden sich auch später noch zurückbilden können. Deshalb dürfen Sie sich jetzt nicht hängen lassen sondern müssen unbedingt die in der Rehabilitationsklinik gelernten Übungen auch zuhause täglich fortführen. Ihre Angehörigen können Sie dabei tatkräftig unterstützen. Diese Broschüre soll Sie auch zuhause anregen und anleiten zu täglichen Übungen! Besonders empfehlen möchte ich Ihnen, sich einer Schlaganfall-Sportgruppe oder Selbsthilfegruppe anzuschließen. Ihr Arzt oder Ihre Krankenkasse werden Ihnen sicher bei der Suche nach einer geeigneten Gruppe behilflich sein.

Neben einem festen Willen wünsche ich Ihnen viel Freude und einen guten Erfolg!

Dr. Ernst Bühler
Geriatrischer Schwerpunkt Esslingen

2 Einführung

Liebe Patienten, liebe Angehörige,

mit „Schlaganfall" (apoplektischer oder cerebraler Insult) werden plötzlich („schlagartig") einsetzende, gefäßbedingte Störungen der Hirntätigkeit bezeichnet. Es kann sich dabei entweder um einen Ausfall der Durchblutung bestimmter Hirnregionen (ischämischer oder unblutiger Schlaganfall) handeln oder um eine Einblutung in die Spalträume zwischen Gehirn und Schädelknochen (Subarachnoidalblutung). Immerhin stellen die Schlaganfälle in Deutschland nach den Herz- und Krebserkrankungen die dritthäufigste Todesursache dar.

Bilden sich die Funktionsstörungen bei einem Schlaganfall nicht innerhalb von Tagen zurück, dann wird ein Patient meist aus dem Akutkrankenhaus in eine Rehabilitationsklinik verlegt. Im Rahmen der Rehabilitations-Einrichtungen wird versucht, durch spezifische Übungsbehandlung, zum Beispiel krankengymnastische, ergotherapeutische, logopädische und neuropsychologische Maßnahmen, die Rückbildung der Hirnfunktionsstörungen zu unterstützen oder dem Patienten zu helfen, durch den Einsatz von Hilfsmitteln oder den Erwerb von Kompensationsstrategien trotz verbleibender Behinderungen eine größtmögliche Selbstständigkeit im Alltag zu erwerben. Es hat sich gezeigt, dass die Erfolge der medizinischen Rehabilitation oft von kurzer Dauer sind, wenn nach der Entlassung aus der Klinik ein Patient nicht weiter „übt" und die erlernten Kompensationsstrategien einsetzt. In diesem Rahmen spielen die Schlaganfall-Sportgruppen, die in Baden-Württemberg nun in größerer Anzahl entstanden sind, eine große Rolle. Eine wichtige Ergänzung stellen diese vorliegenden „Hausaufgaben" dar, die Ihnen helfen sollen, auch über das Training in einer Gruppe hinaus selbstständig Übungen zu Hause durchführen zu können.

Ich darf Ihnen viel Freude und viel Erfolg bei der „Erledigung dieser Hausaufgaben" wünschen.

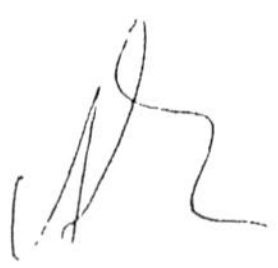

Prof. Dr. med. Herrmann Ackermann
Chefarzt Neurologie, m&i-Fachkliniken Hohenurach

P.S.: Informationen über Schlaganfallsportgruppen in Ihrer Nähe erhalten Sie u. a. bei Herrn Dr. F. Bihr, Medizinische Klinik (Schlaganfallstation), Paracelsus-Krankenhaus Ruit, Hedelfinger Str. 166, 73760 Ostfildern, Tel. 0711/4488-0.

3 Physiotherapie

Alle Vorschläge und Empfehlungen dieses Handbuches sind als zusätzliche Hilfestellung für Betroffene und Angehörige zu verstehen.

Es sollen zusätzliche Anregungen zum selbstständigen Üben gegeben werden, am besten zusätzlich zu professioneller Hilfe durch niedergelassene Therapeuten.

Wir empfehlen nur die Übungen durchzuführen, die Ihre Behinderung zulässt, um Verletzungen zu vermeiden. Falls die angegebenen Wiederholungszahlen Sie überfordern, müssen Sie Ihre persönliche, noch vertretbare Belastung selbst wählen.

Disziplin und Geduld sowie regelmäßiges Üben werden Sie Ihrem Ziel, der Verbesserung der Defizite, ein Stück näher bringen.

Ihre Lebensqualität und Ihr Selbstwertgefühl mit besserer sozialer Wiedereingliederung werden sich dadurch verbessern.

Im Folgenden werden Sie, je nach Betroffenheitsgrad, Übungen vorfinden, die Sie in der häuslichen Umgebung auch ohne Hilfsmittel durchführen können. Das Ziel ist die Verbesserung Ihrer Selbstständigkeit im Alltag durch Funktionsverbesserung und die Reduzierung der Sturzgefahr mit allen negativen Konsequenzen. Das Ziel ist auch, den Alltag zunehmend besser zu bewältigen, speziell im Umgang mit Ihren Fähigkeitsstörungen.

Viel Spaß!

Rumpfstabilisation im Liegen

Übungsziel:
Bewegungsanbahnung sowie Hüft- und Rumpfkontrolle und Kräftigung zum selbstständigen Aufsitzen.

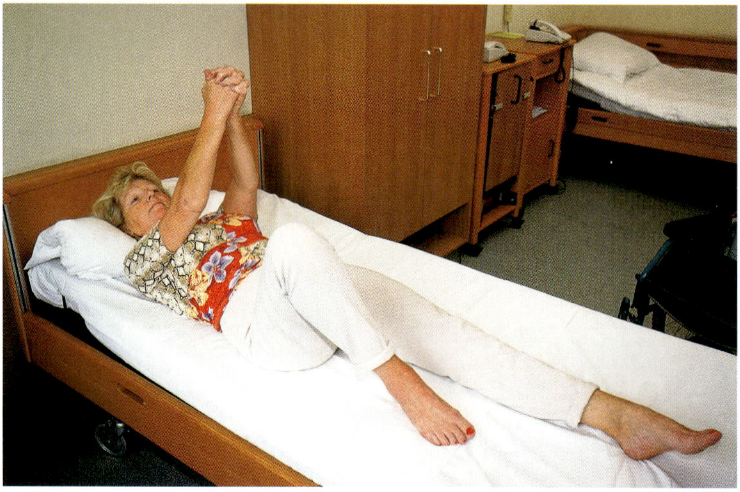

1. Drehen zur gesunden Seite:
Übung: Liegen in Rückenlage mit Anwinkeln des betroffenen Beines. Die Handflächen werden zusammengehalten, die Finger verschränkt. Die Ellenbogen werden gestreckt gehalten. Kopf und Hände werden in Drehrichtung geführt.

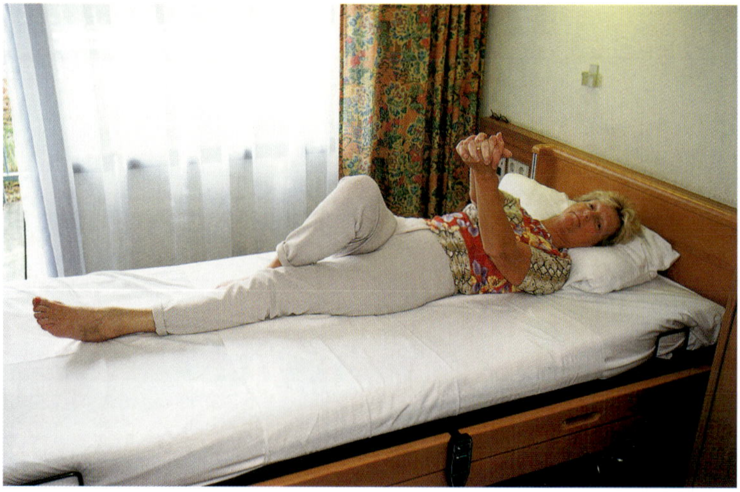

2 Serien mit 10 Wiederholungen.

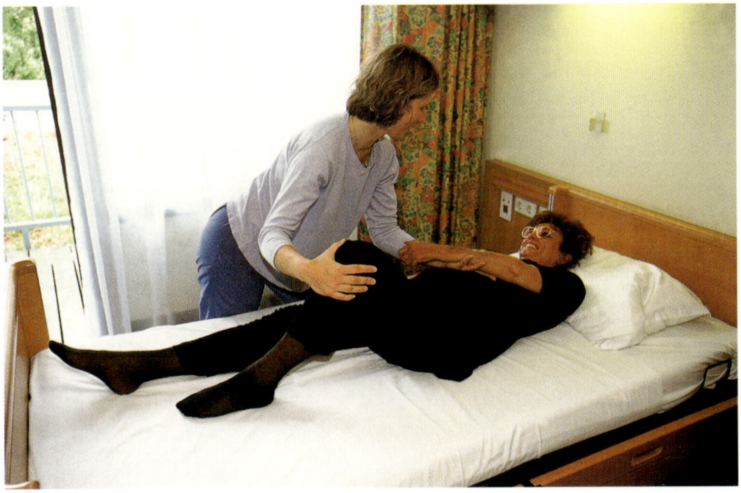

Schwerbetroffene:
Übung wie Seite 10, mit längeren Pausen zwischen den Wiederholungen. Eine Hilfsperson hat ihre Hände an Unterarm und Knie der betroffenen Seite und gibt Hilfestellung beim Drehen.

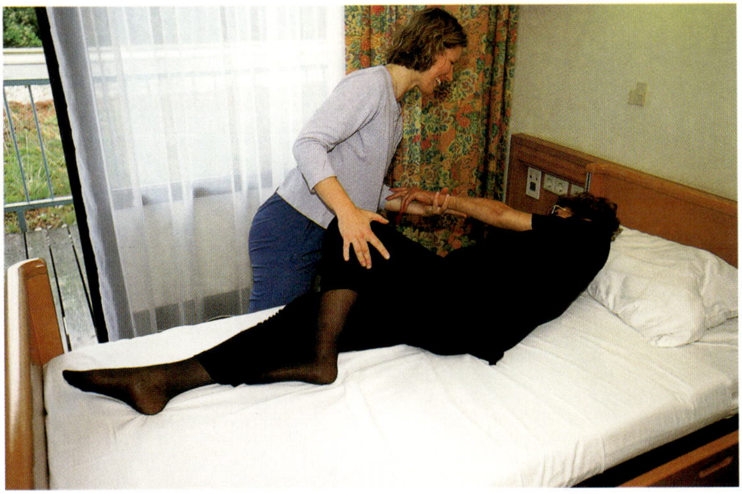

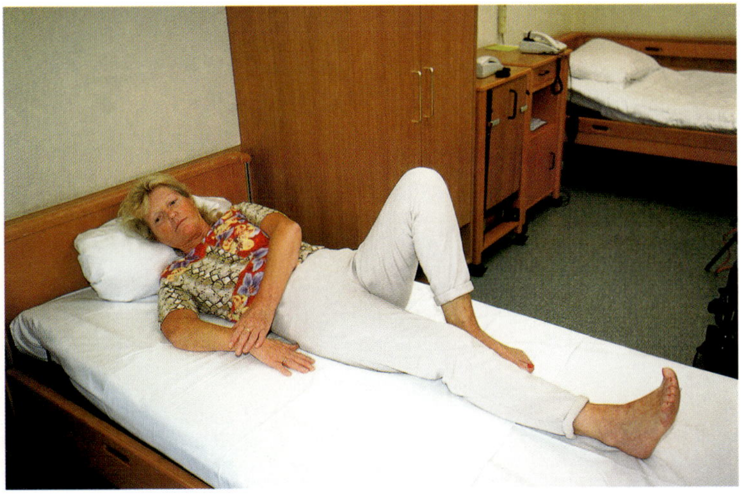

2. Drehen zur betroffenen Seite:
Übung: Wie Übung 1, jedoch Anwinkeln des gesunden Beines aus Ausgangsstellung in Rückenlage.
Drehen zur betroffenen Seite mit Aufstützen des Unterarmes der betroffenen Seite.

10 Wiederholungen.

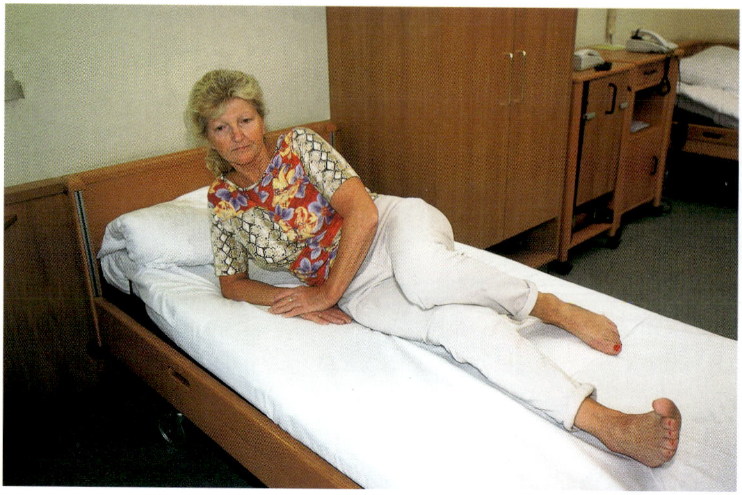

Tipp: Beim Aufstützen auf den betroffenen Arm muss der Ellenbogen senkrecht unter der Schulter fest auf der Unterlage abgestützt werden. Den Oberkörper bis in eine sichere Position drehen.

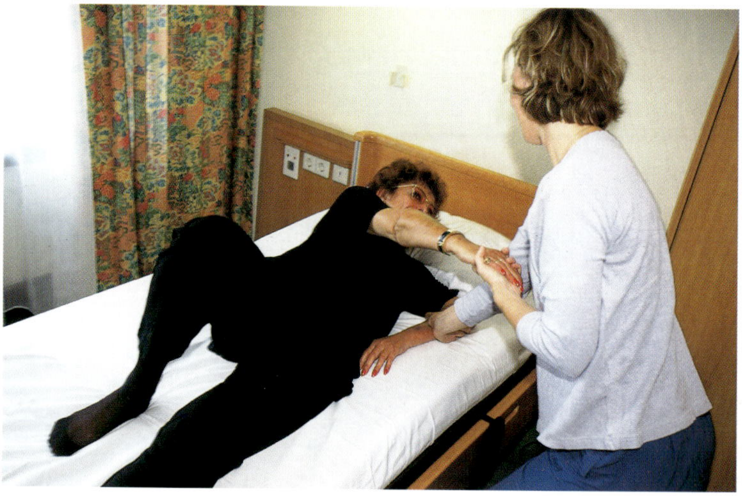

Schwerbetroffene:
Eine Hilfsperson fixiert den betroffenen Unterarm gegen Wegrutschen und/oder führt zusätzlich die Bewegung über den gesunden Arm.

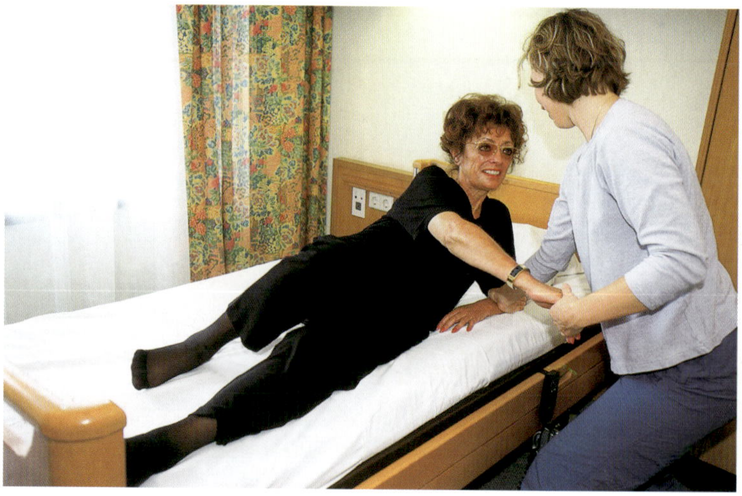

Zwischen den Wiederholungen längere Pausen.

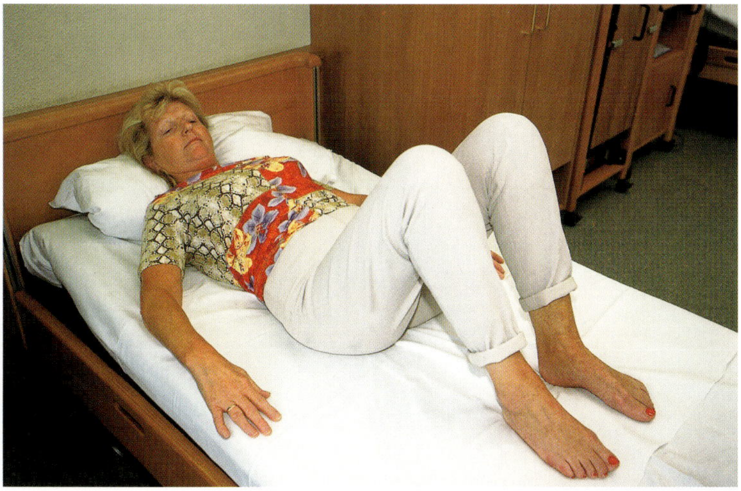

3. Rollen der Hüfte:
Übung: In Rückenlage, die Arme sind seitlich des Körpers auf der Liege. Das betroffene Bein oder beide Beine sind angewinkelt. Die Hüfte wird nun nach links und rechts rhythmisch gerollt.

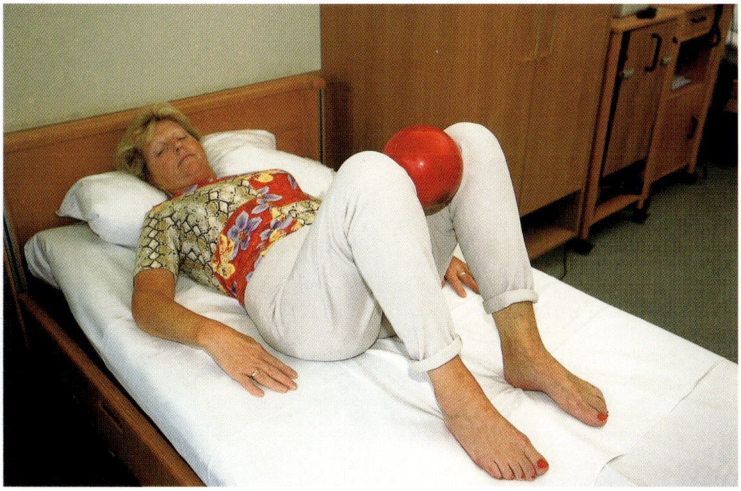

Tipp für Erschwerung: Bei gleicher Übung wird ein Ball zwischen die Knie geklemmt.

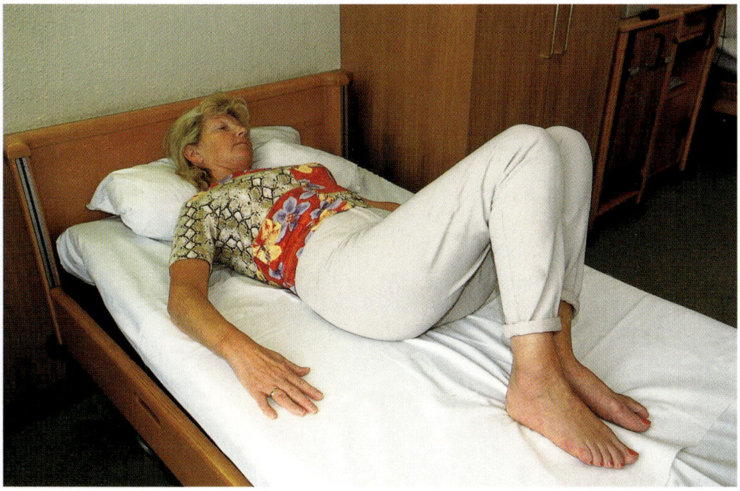

2 Serien mit 10 Wiederholungen.

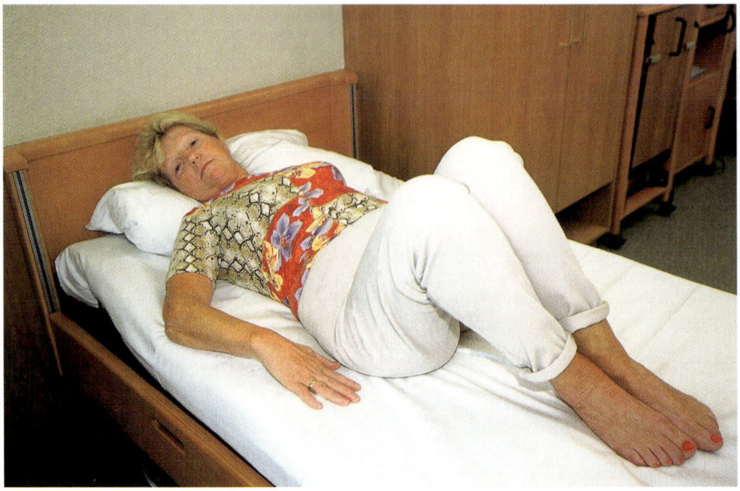

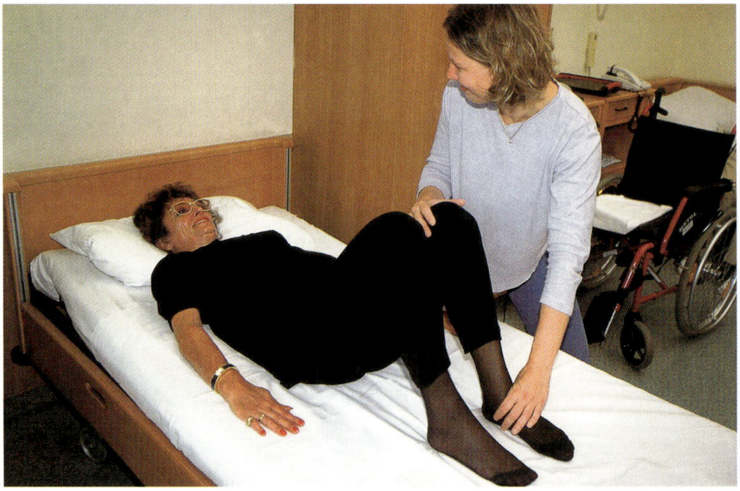

Schwerbetroffene:
Übung: Eine Hilfsperson gibt Unterstützung und leichte Führung am betroffenen Bein.

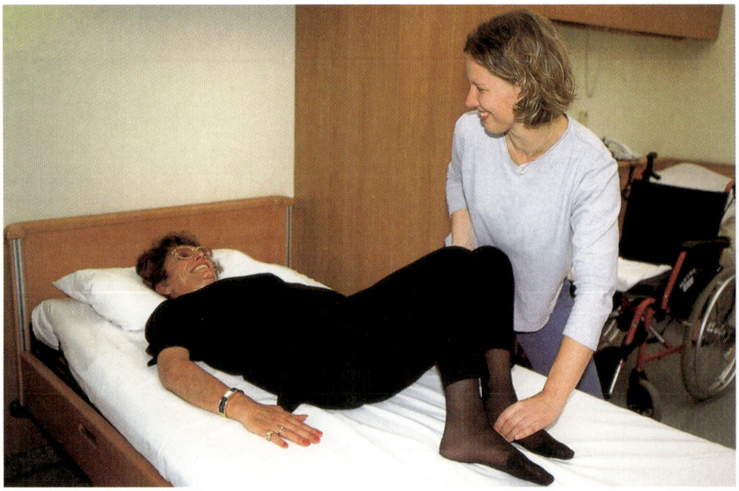

2 Serien mit 10 Wiederholungen.

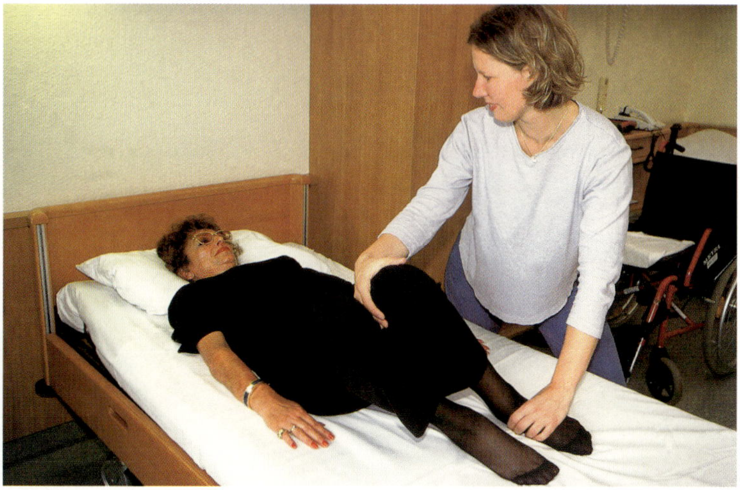

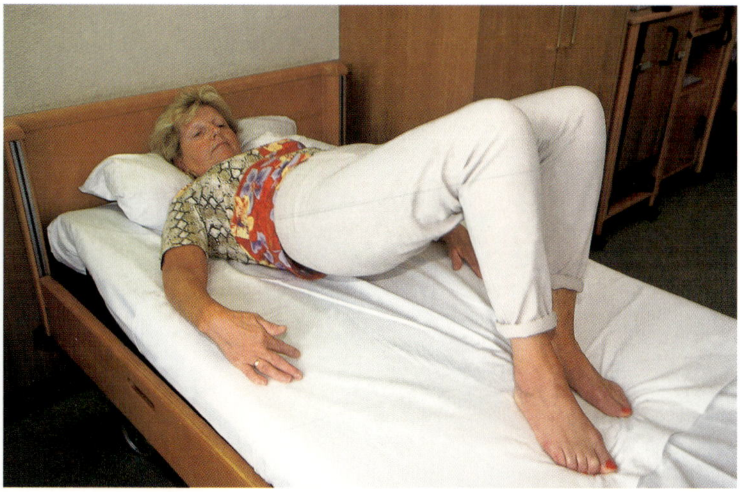

4. **»Brücke«:**

Übung: In Rückenlage werden beide Beine angestellt, das Gesäß wird angehoben und wieder abgesetzt. Wenn möglich sind Knie und Füße leicht geöffnet.

2 Serien mit 10 Wiederholungen.

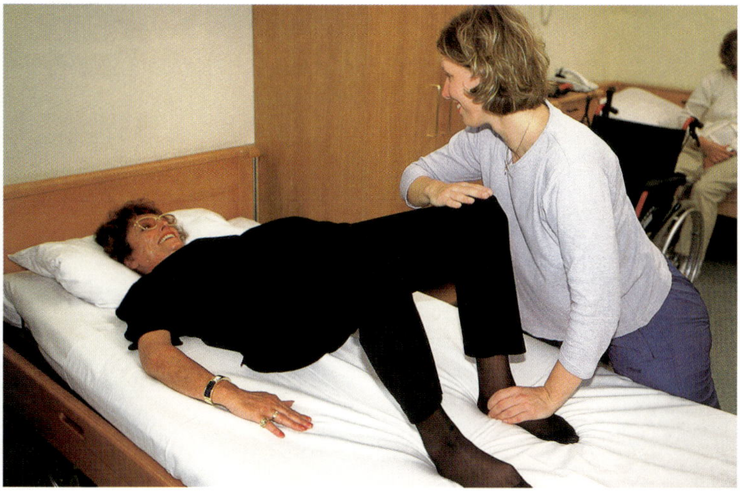

Schwerbetroffene:

Übung: Ausführung der Brücke wie oben, eine Hilfsperson gibt jeweils auf der betroffenen Seite am Bein Unterstützung durch Führung.

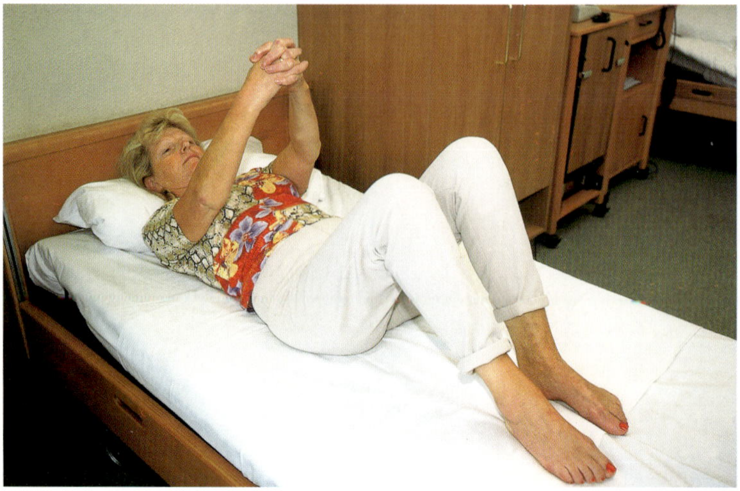

5. Rumpfdrehübung:

Übung: Liegen auf dem Rücken mit angestellten Beinen. Die Handflächen der Hände werden zusammengelegt und die Finger verschränkt. Die Ellenbogen werden gestreckt gehalten. Die Arme werden nach links geführt und die Beine nach rechts und anschließend umgekehrt.

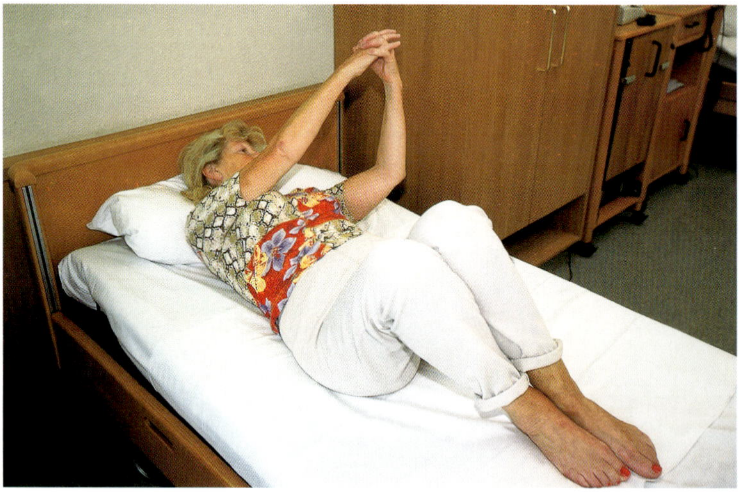

2 Serien mit 5 Wiederholungen pro Seite.

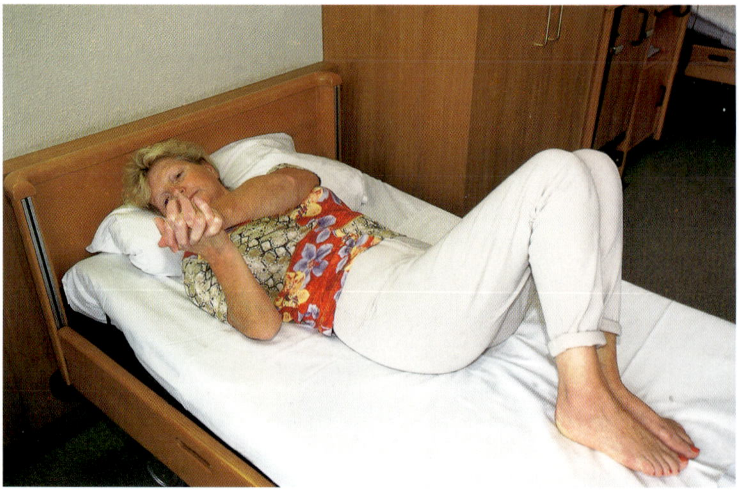

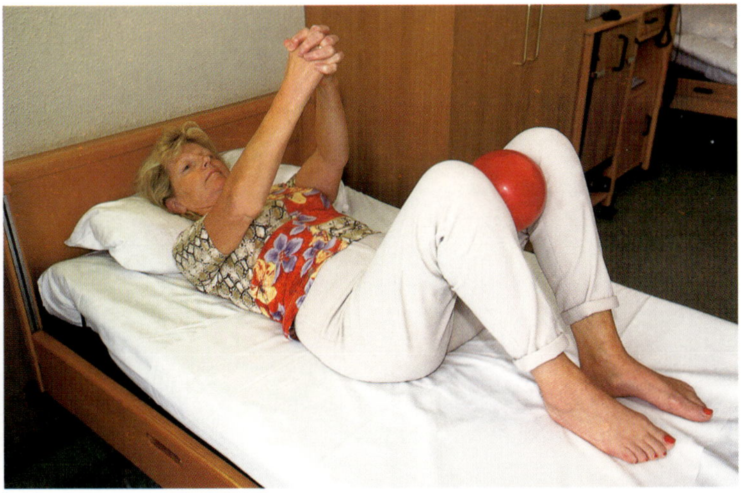

Tipp: Zur Erschwerung kann ein Ball zwischen die Knie geklemmt werden.

Wenn es anfangs nicht klappt, nicht den Mut verlieren.

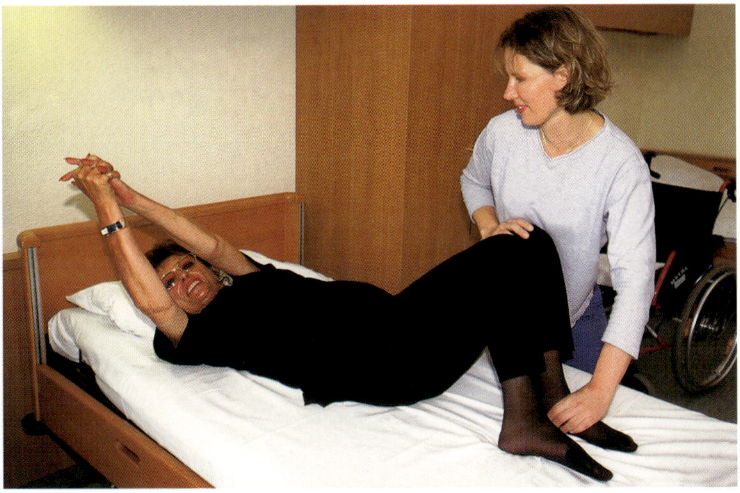

Schwerbetroffene:

Übung: Übung wie Seite 16 beschrieben, eine Hilfsperson gibt am betroffenen Bein, jeweils beim Drehen, Hilfestellung durch Führung.

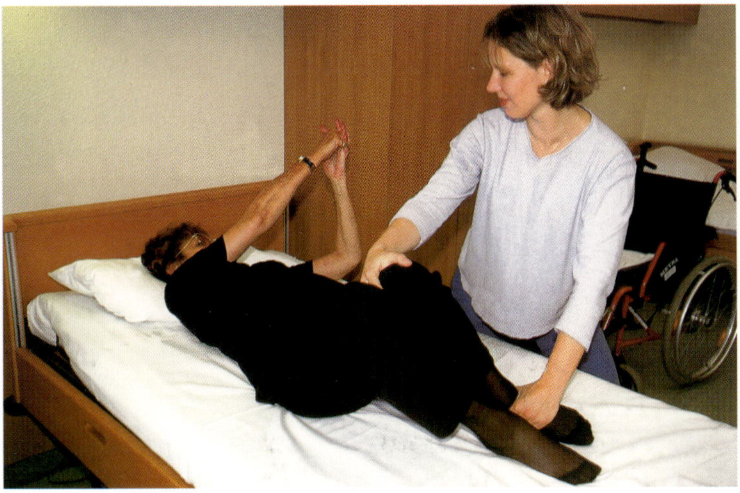

2 Serien mit 5 Wiederholungen je Seite.

Rumpfstabilisation im Sitzen

Übungsziel:
Sitzbalance und sicheres Aufstehen.

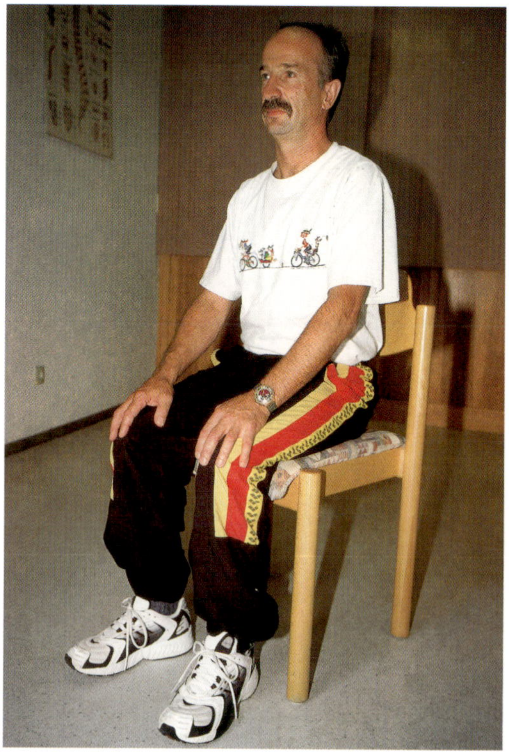

Ausgangslage: Aufrecht sitzen ohne sich anzulehnen, die Knie werden im rechten Winkel gebeugt, die Füße werden fest auf den Boden gestellt. Der Kopf wird gerade gehalten, der Oberkörper wird aufgerichtet.

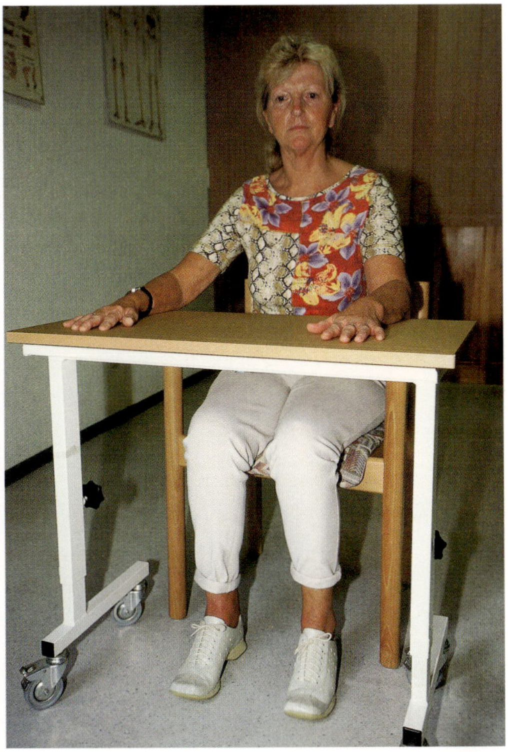

Ausgangslage für Schwerbetroffene mit unsicherem Sitzen: Entweder es wird ein Stuhl mit Seitenlehne benützt oder ein Tisch vor den Körper gestellt mit Aufstützen beider Unterarme auf der Tischplatte, der Oberkörper wird aufgerichtet.

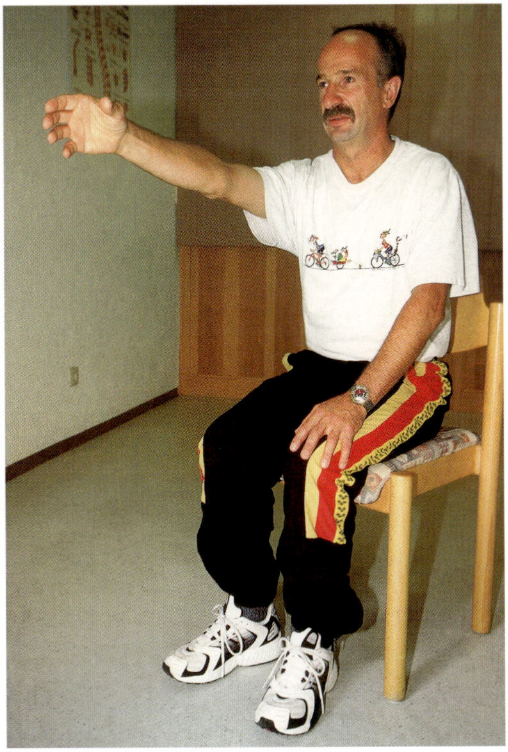

1. Die Sitzbalance:

Übung: Die Ausgangslage wird wie Seite 18 beschrieben eingenommen und die Sitzhaltung wird in einem Spiegel kontrolliert. Nun wird jetzt abwechselnd ein Arm nach vorne ausgestreckt, der Oberkörper bleibt gerade. Der andere Arm wird auf dem Oberschenkel abgestützt, die Finger sind dabei nach außen gedreht.

2 Serien mit 10 Wiederholungen.

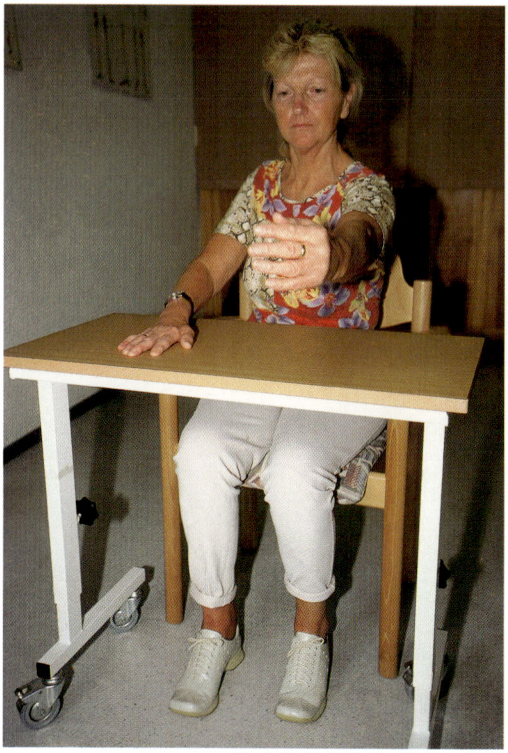

Schwerbetroffene:
Übung wie Seite 19 beschrieben, jedoch werden die Arme aus dem Unterarmstütz auf dem Tisch oder der Stuhllehne nach vorne angehoben. Eventuell gibt eine Hilfsperson am Ellenbogen der betroffenen Seite Unterstützung.

2 Serien mit 10 Wiederholungen.

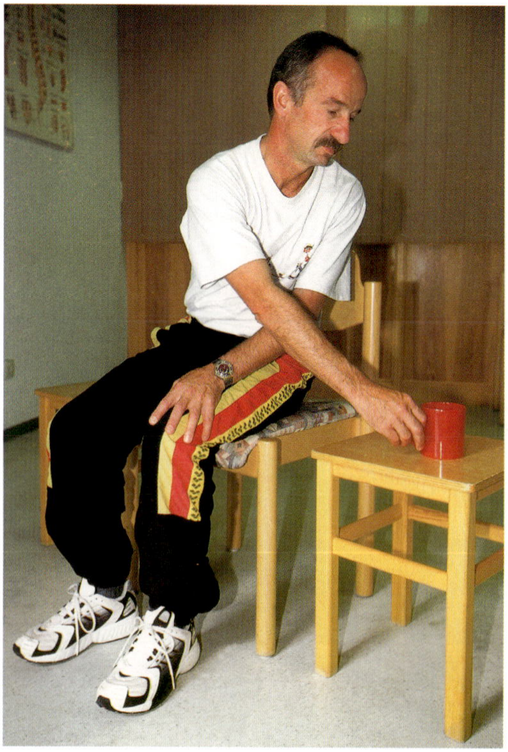

2. Sitzen mit Drehung:
Übung: Aufrecht auf einem Stuhl sitzen, auf beiden Seiten des Stuhles befindet sich ein Hocker. Es wird abwechselnd mit der rechten oder der linken Hand eine Tasse oder ein Becher gegriffen und auf die gegenüberliegende Seite wieder abgestellt.

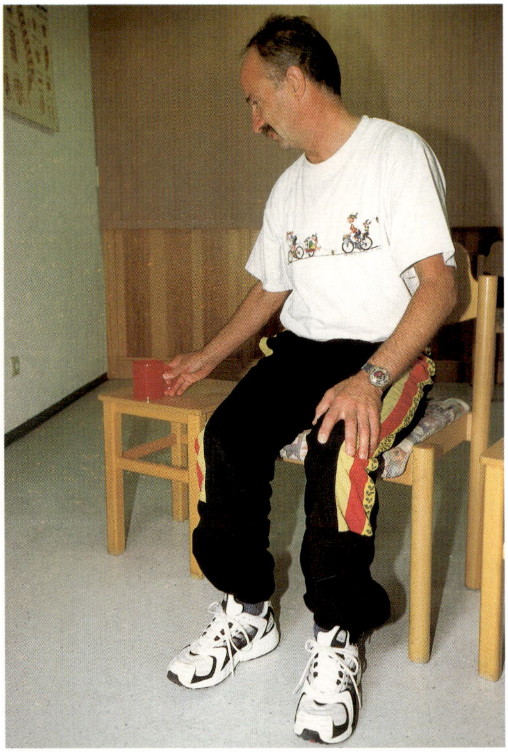

Wenn die betroffene Hand noch nicht genügend Greiffunktion hat, wird die Tasse mit beiden Händen gefasst.

⚠ **Vorsicht:** Der Oberkörper wird nur soweit seitlich gedreht, dass die Sitzbalance bestehen bleibt und die Füße am Boden bleiben.

2 Serien mit 10 Wiederholungen je Seite.

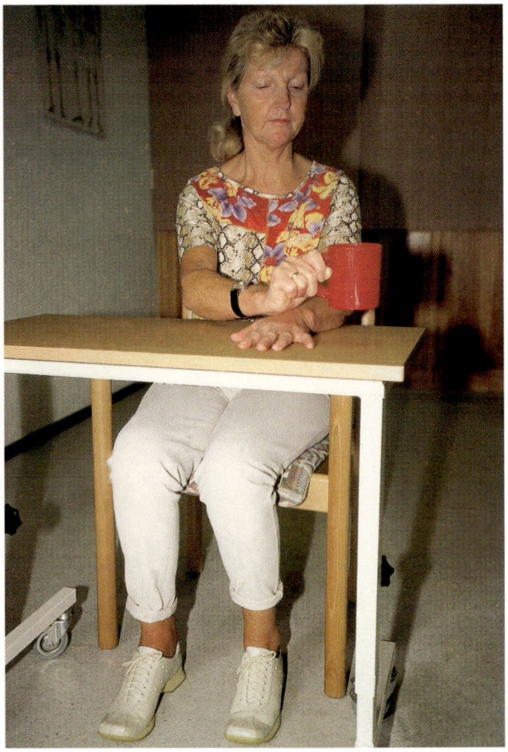

Schwerbetroffene:

Übung: Sitzposition mit aufgestützten Ellenbogen auf einem Tisch, der sich vor dem Körper befindet. Eine Tasse wird mit Handwechsel von der linken auf die rechte Tischseite abgesetzt und zurück. Es besteht auch die Möglichkeit, dass eine Hilfsperson an der betroffenen Schulter Halt gibt zum Vermeiden eines Wegkippen des Oberkörpers.

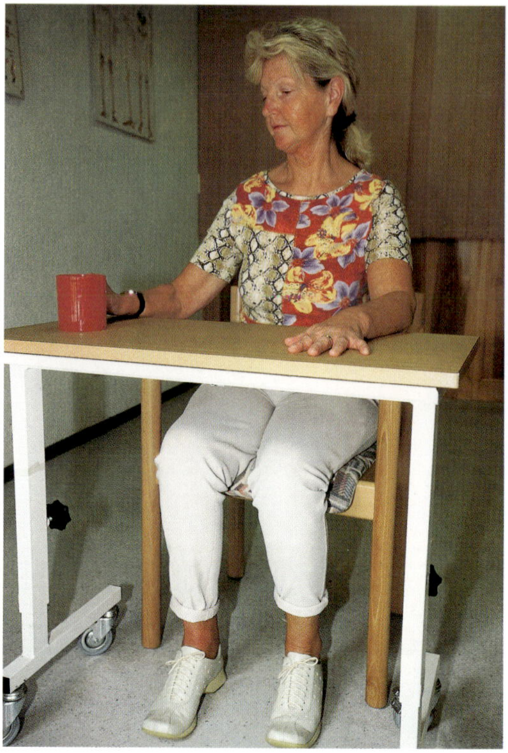

2 Serien mit 10 Wiederholungen je Seite.

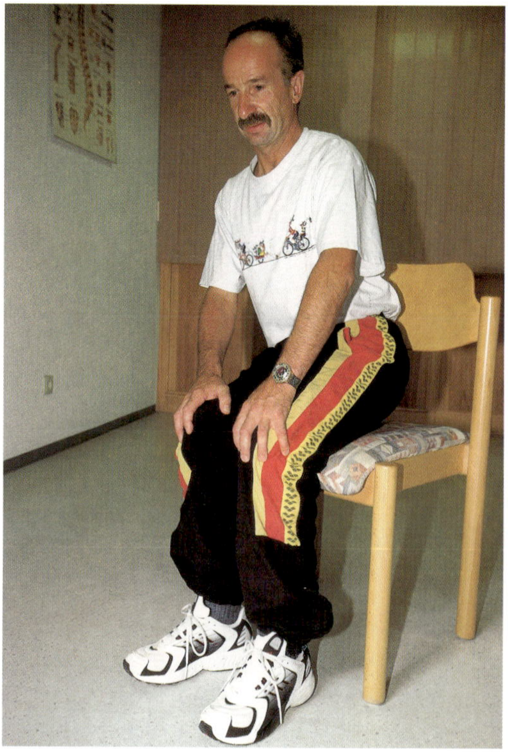

3. Gewichtsverlagerung im Sitzen (»Schinkengang«):
Übung: Freies Sitzen auf einem Stuhl, die Arme stützen sich auf den Oberschenkeln ab, die Finger der Hände zeigen nach außen. Abwechselnd wird je eine Gesäßhälfte angehoben und vorgeschoben bis zur vorderen Hälfte der Sitzfläche. Danach geht es wieder zurück bis zur Lehne.

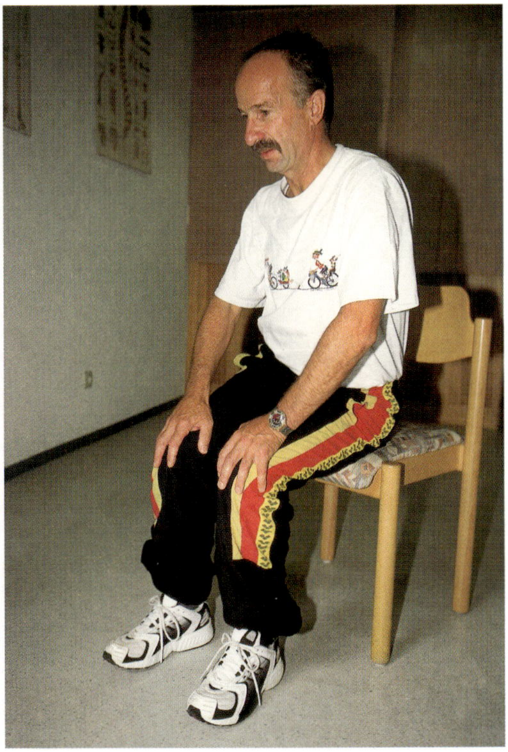

2 Serien mit 5 Wiederholungen.

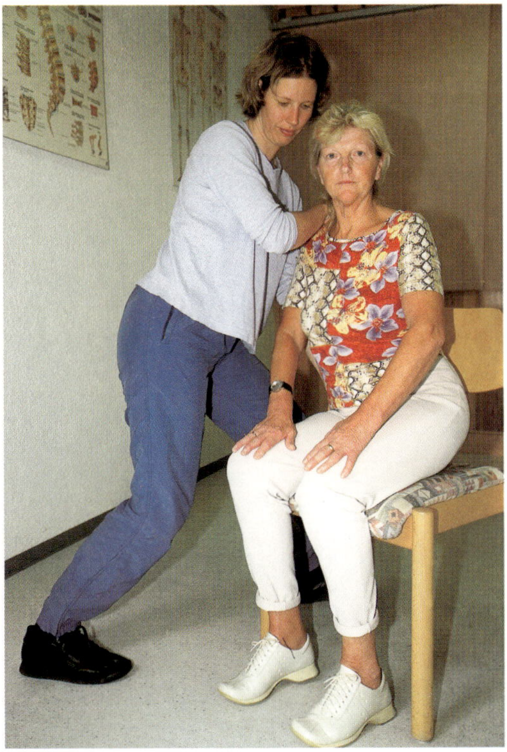

Schwerbetroffene:

Übung: Übung wie Seite 22, eine Hilfsperson steht auf der betroffenen Seite und gibt am Gesäß Hilfestellung bzw. sichert die Schulter vor dem Wegkippen. Auch hier ist das Aufstützen der Unterarme auf einem Tisch vor dem Körper möglich (s. o.).

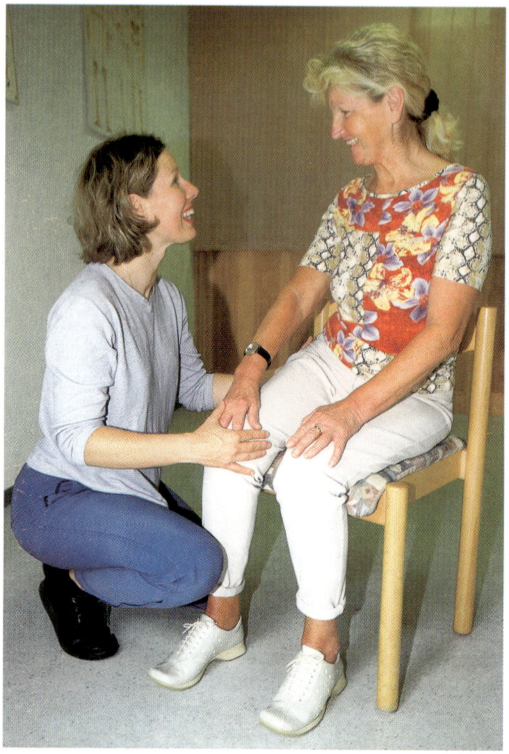

2 Serien mit je 5 Wiederholungen.

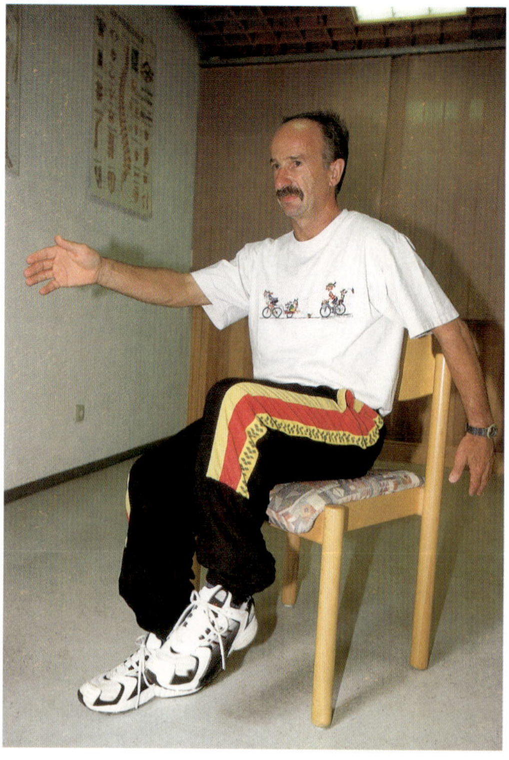

4. Sitzen und Anheben eines Beines im Wechsel (»Gehen im Sitzen«):

Übung: Aufrechtes Sitzen auf einem Stuhl. Abwechselnd wird ein gebeugtes Bein aus der Hüfte angehoben, die Arme können mitpendeln.

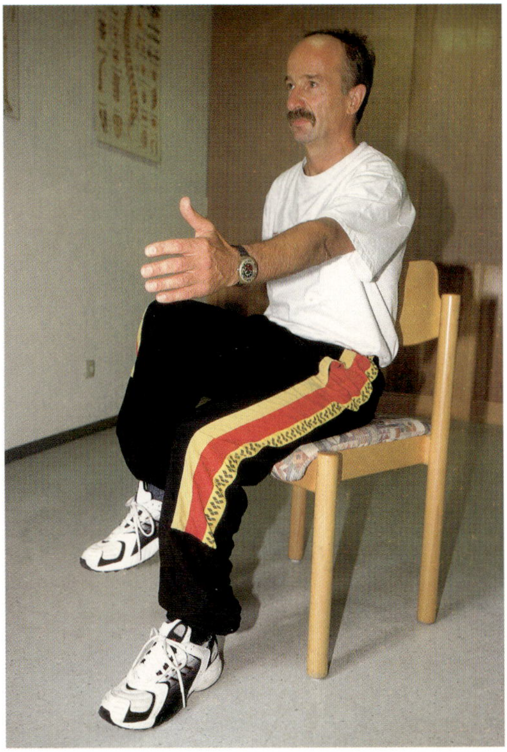

2 Serien mit je 20 »Schritten«.

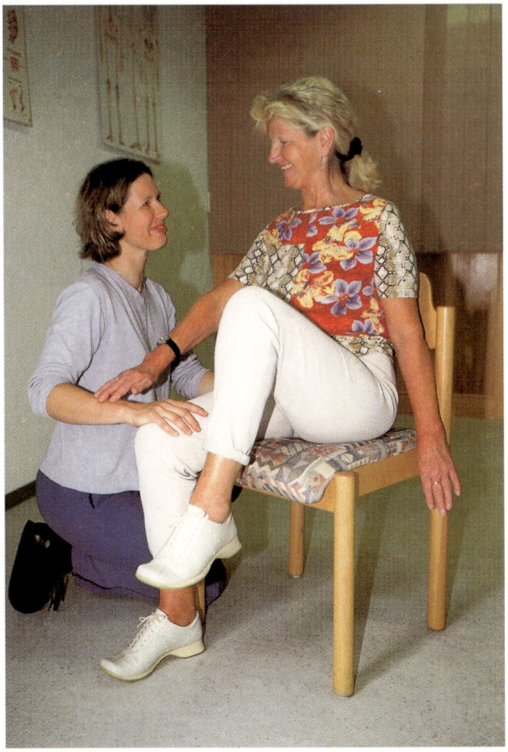

Schwerbetroffene:
Übung: Übung wie Seite 23 und 24 beschrieben. Eine Hilfsperson gibt Unterstützung zur Rumpfstabilisation auf der betroffenen Seite am Gesäß und sichert im Schulterbereich vor dem Wegkippen.

2 Serien mit je 20 »Schritten«.

Tipp: Mit Musik geht alles gleich besser.

Rumpfstabilität beim Aufstehen

Übungsziel:
Sicheres Aufstehen

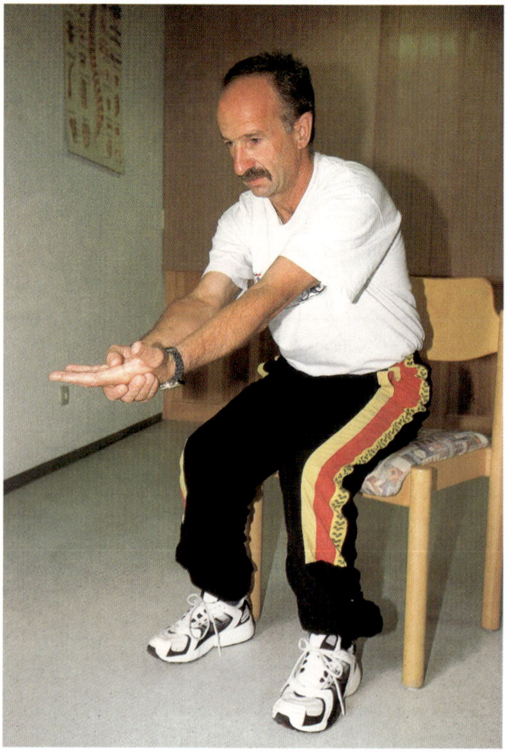

Übung: Sicher vorne auf einem Stuhl sitzen, die Arme werden vorgestreckt und der Oberkörper vorgebeugt. Der Schwerpunkt des Körpergewichtes liegt über den Beinen. Die Hände fassen sich bei gestreckten Armen gegenseitig, d.h. die gesunde Hand umfasst die betroffene Hand. Aus dieser Ausgangslage wird das Gesäß angehoben, die Arme werden nach vorne und unten gezogen und das Gesäß wird hochgehoben bis zum Stand, dabei wird das gesamte Körpergewicht auf beiden Beinen (die ganze Fußsohle muss Kontakt zum Boden haben) übernommen. Im Anschluss werden die Knie und die Hüften gestreckt.

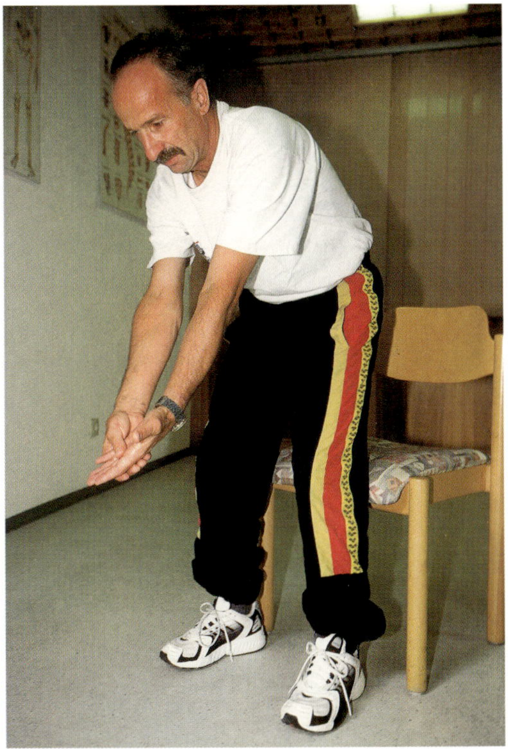

Tipp: Mehrmals hintereinander aufstehen und hinsitzen. Bei jeder Wiederholung nur leicht mit dem Gesäß die Sitzfläche des Stuhles berühren und gleich wieder hochgehen. Beim Hinsitzen nicht zurückfallen lassen, sondern kontrolliert und langsam das Gesäß absetzen.

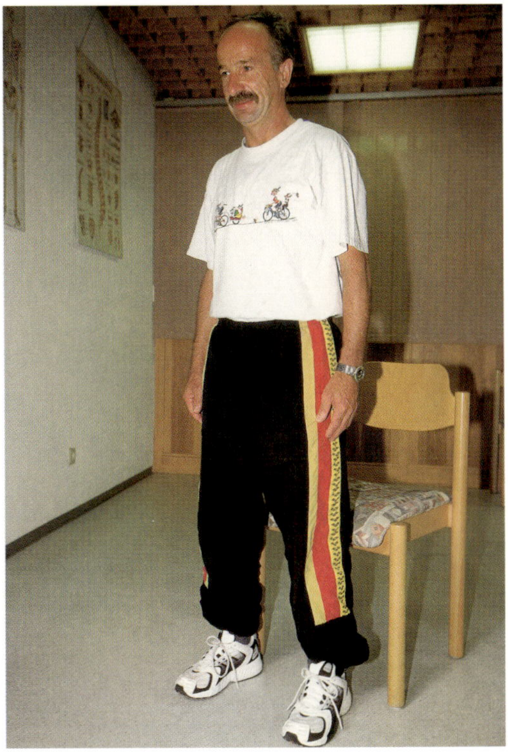

3 Serien mit 5 Wiederholungen.

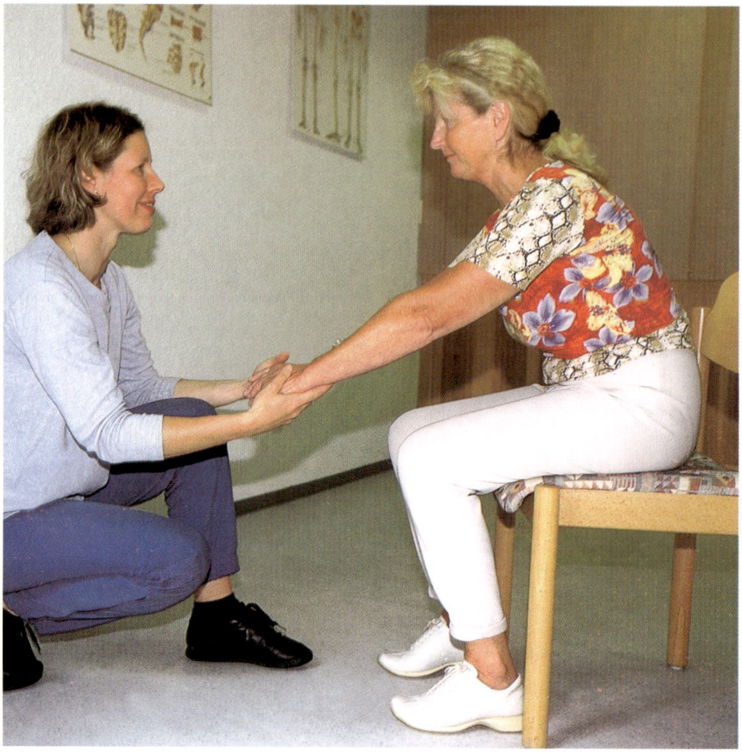

Schwerbetroffene:
Übung wie Seite 26 und 27 ausführen. Eine Hilfsperson steht vor dem Patienten und führt die Bewegung über die Arme nach vorne und hoch zum Stand.

⚠ **Vorsicht:** Nicht an den Armen ziehen.

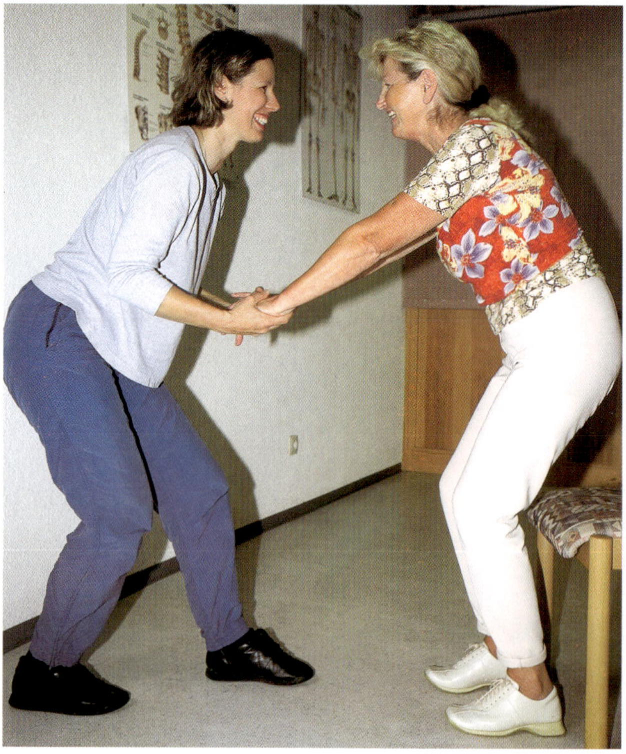

3 Serien mit 5 Wiederholungen.

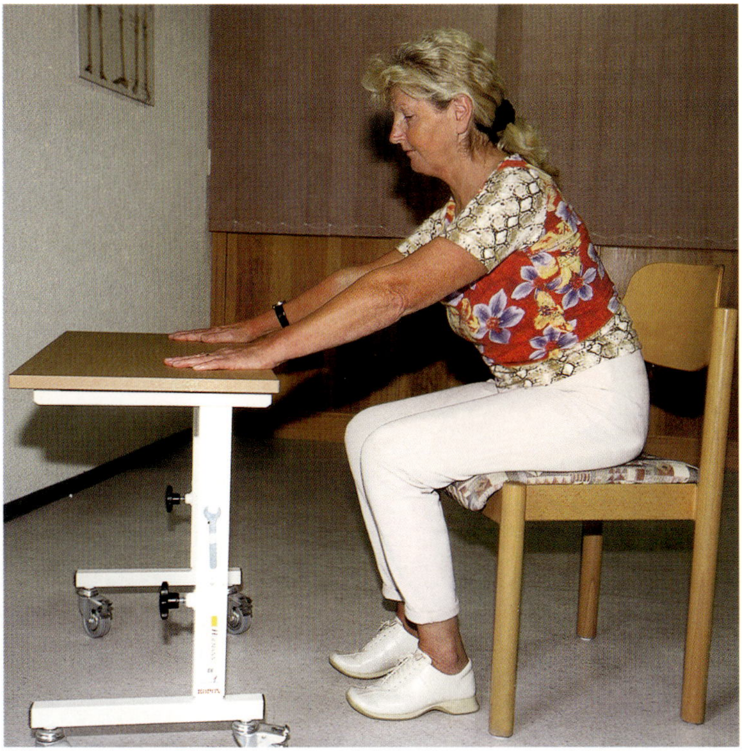

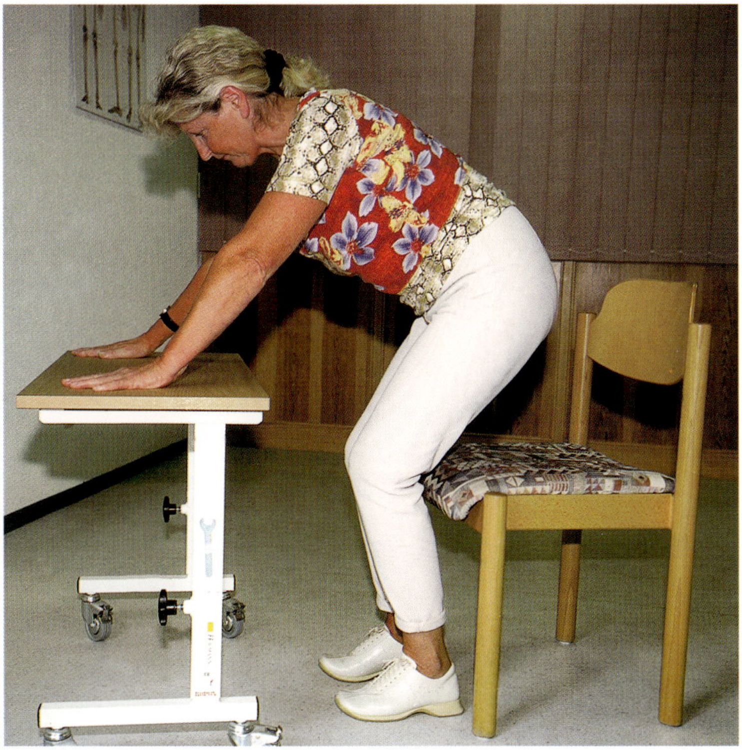

Weitere 2 Möglichkeiten für Schwerbetroffene:

Vor den Stuhl des Patienten wird noch ein Hocker oder ein stabiler Tisch, der nicht wegrutscht, aufgestellt. Beide Hände gleiten auf dem Hocker oder auf dem Tisch als Unterstützungsfläche nach vorne, ansonsten wird die Übung wie Seite 28 ausgeführt.

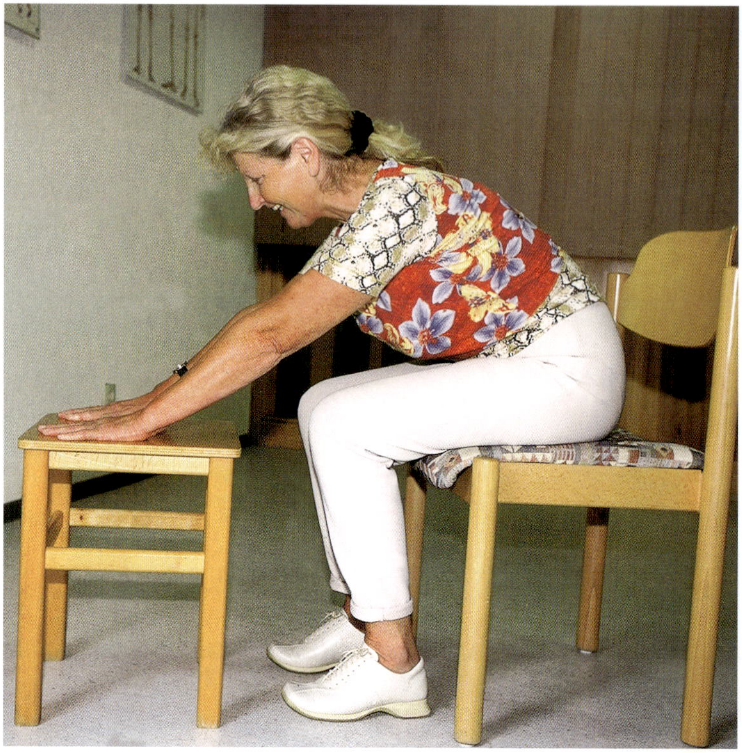

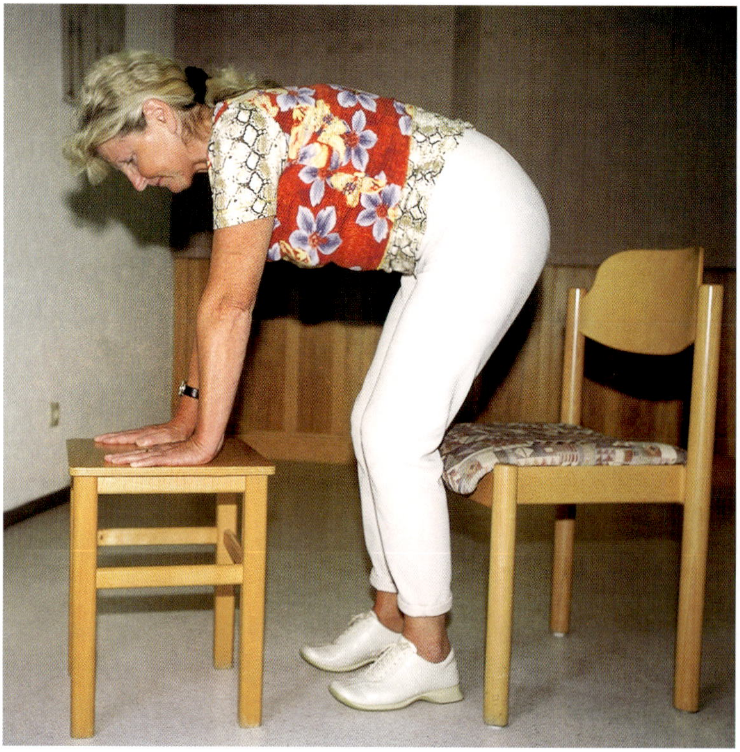

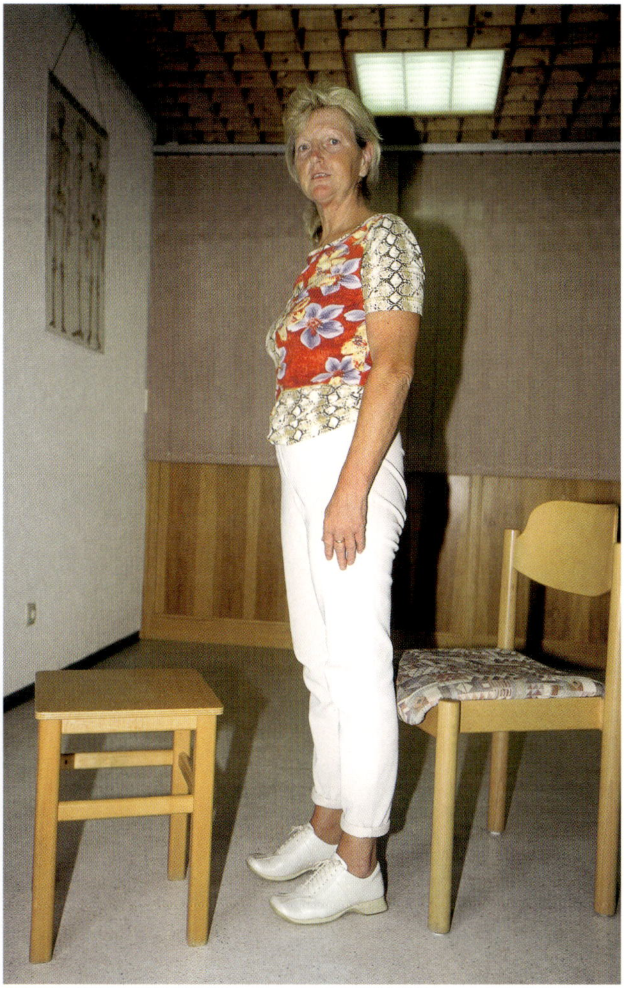

Beachte: Nicht mit den Fingern am Tisch- oder Hockerrand festhalten und sich hochziehen!

Rumpfstabilität im Stehen (Gleichgewicht)

Übungsziele:
Schulung des Körpergefühls, des Gleichgewichtes sowie der Beinkraft.

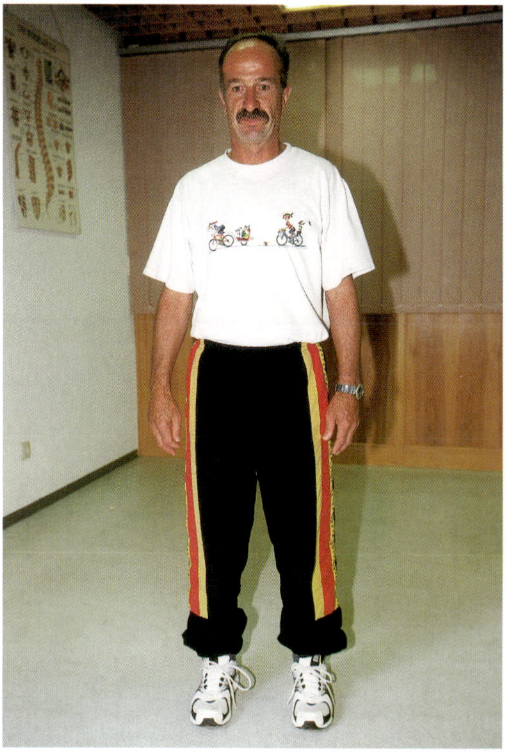

1. Gewichtsverlagerung im Stand:
Ausgangslage: Auf beiden Beinen, etwas leicht über Schulterbreite, stehend. Die ganze Fußsohle ist auf dem Boden, die Knie sind leicht gebeugt. Während des gesamten Bewegungsausschlages bleibt der Oberkörper senkrecht.

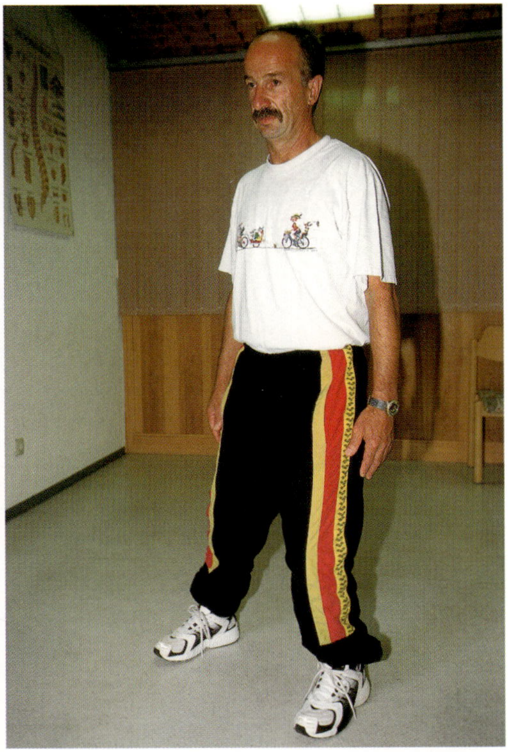

Aus der Ausgangslage wird eine Gewichtsverlagerung auf das linke und das rechte Bein im Wechsel durchgeführt. Das Körpergewicht wird maximal bis über die Knieachse verschoben und nicht weiter seitlich hinaus.

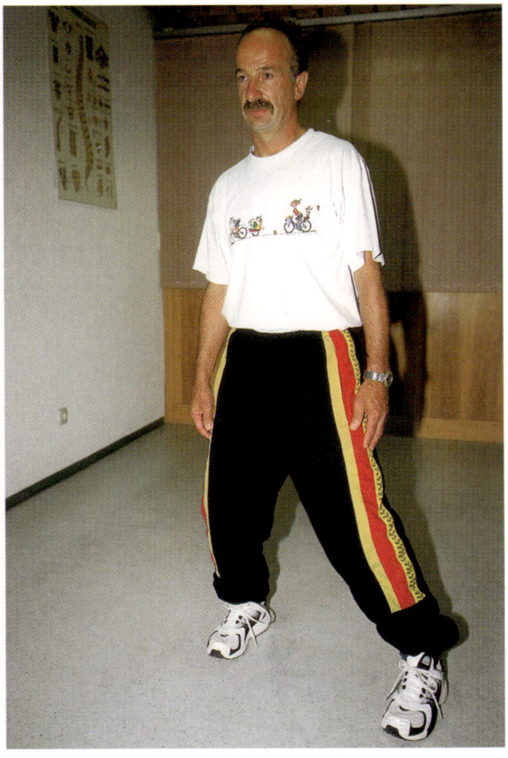

2 Serien mit je 10 Wiederholungen.

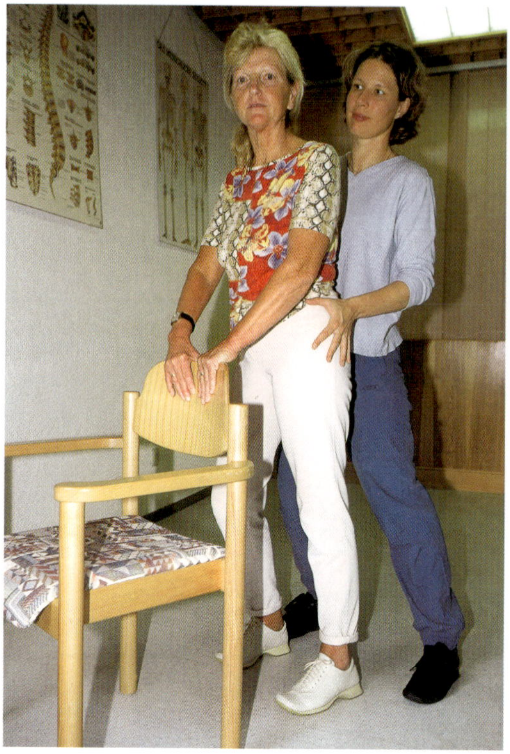

Schwerbetroffene:

Abstützen an einem stabilen Möbelstück, z. B. Tisch oder Bettfußende, bzw. eine Hilfsperson gibt mit einer Hand Halt an den Hüften.

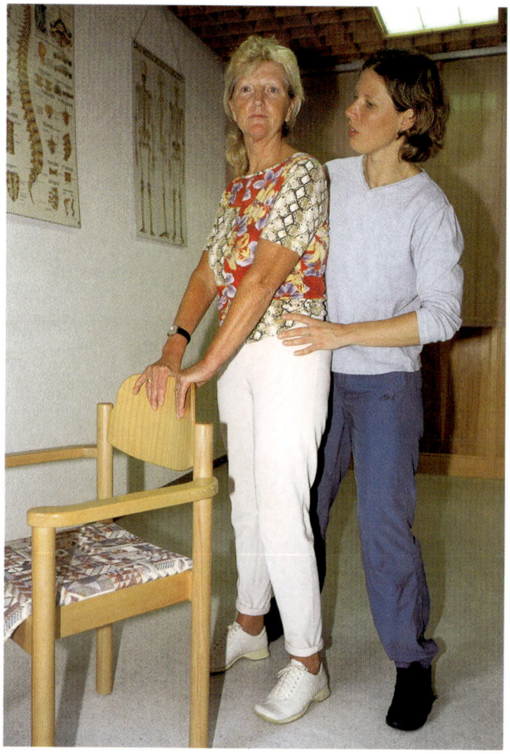

2 Serien mit 10 Wiederholungen.

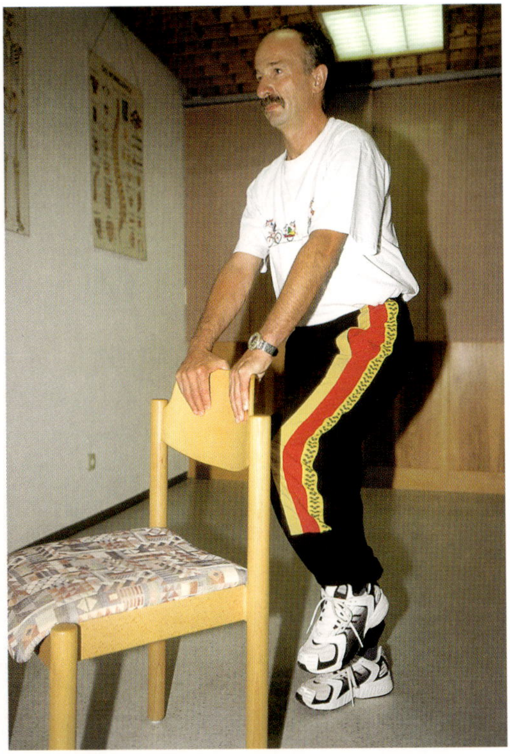

2. **Gehen auf der Stelle im Stehen:**
Übung: Mit Abstützen an einer Stuhllehne wird abwechselnd das linke und das rechte Knie wie beim Gehen abgehoben.

2 Serien mit 20 Wiederholungen.

Vorsicht: Nicht an der Stuhllehne festhalten oder die Stuhllehne zu sich herziehen! Sturzgefahr!

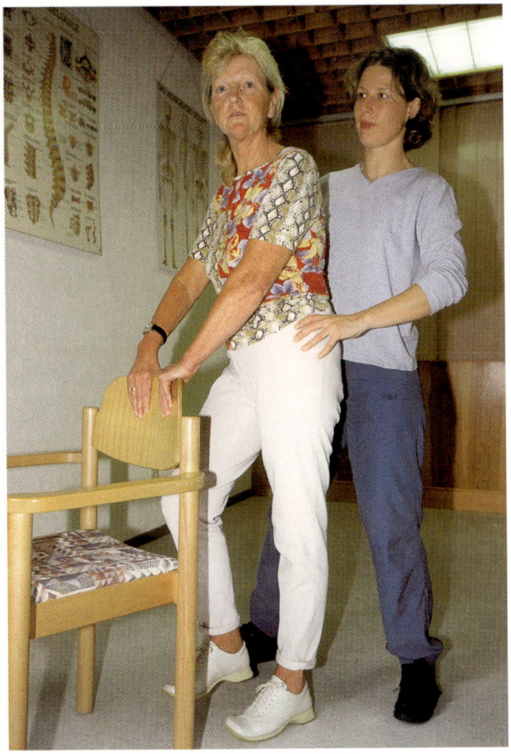

Schwerbetroffene:
Übung wie oben, jedoch mit Abstützen an einem festen Möbelstück, bzw. eine Hilfsperson gibt Hilfestellung am Becken beidseits.

2 Serien mit 20 Wiederholungen.

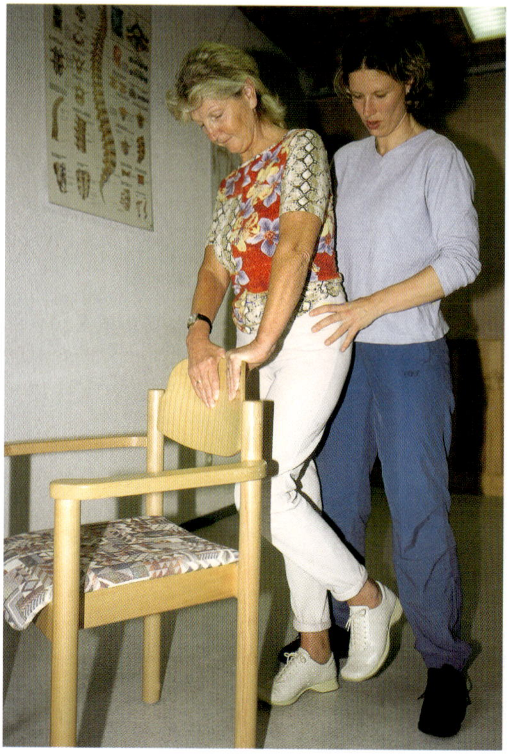

Tipp: Bei Gewichtsübernahme auf das betroffene Bein sollte im Kniegelenk immer eine leichte Beugung bestehen, um die Kniekontrolle zu gewährleisten.

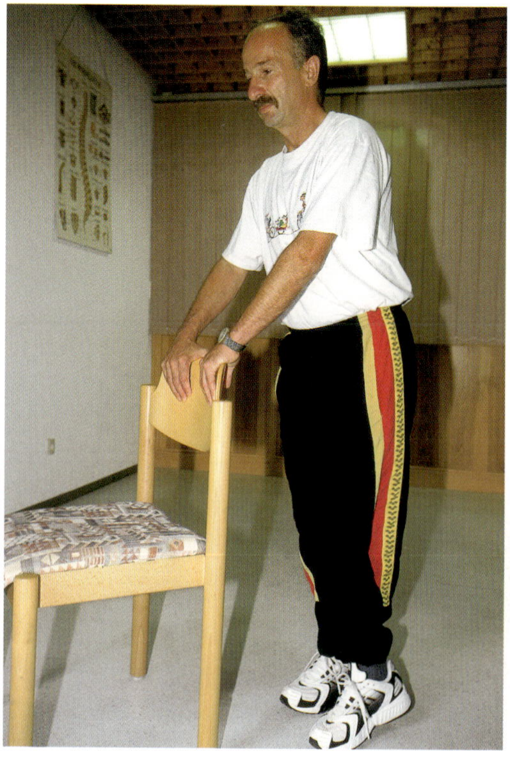

3. Kreuzschritte hinter einem Stuhl:

Übung: Im Stehen abstützen an einer Stuhllehne, abwechselnd die Beine etwa schulterbreit auf den Boden tippen.

2 Serien mit 20 Wiederholungen.

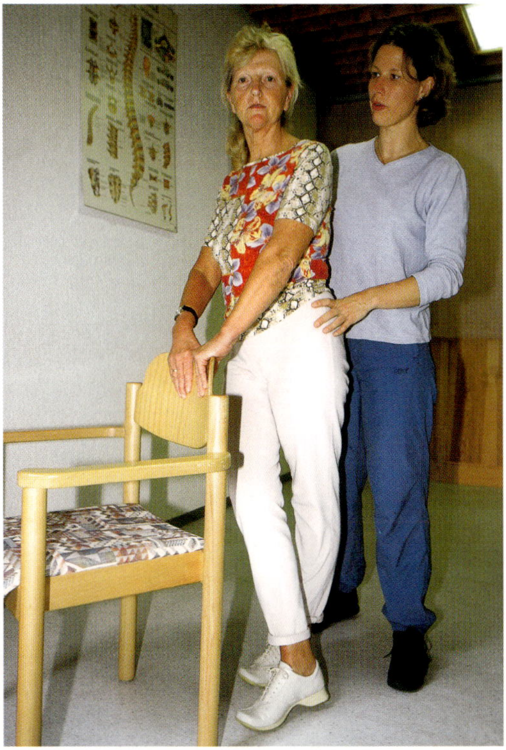

Schwerbetroffene:
Hier sollte man sich an einem festen Möbelstück, wie Kommode, Bettende oder Tisch festhalten, bzw. eine Hilfsperson gibt mit beiden Händen Unterstützung an der Hüfte.

2 Serien mit 10 Wiederholungen.

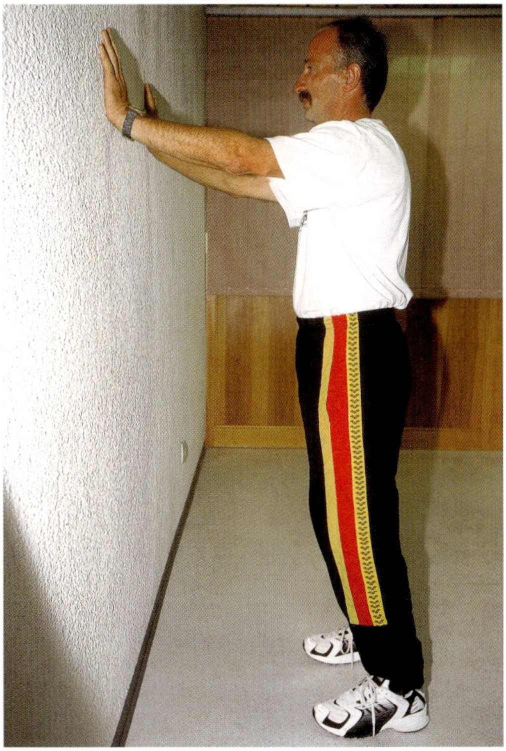

4. Wandstütze:
Übung: ca. 50 cm von einer festen Wand entfernt fest auf beiden Beinen stehen, etwa in Schulterbreite, danach abstützen mit beiden Händen an der Wand, wobei die Finger der Hände nach oben zeigen. Abwechselnd werden nun die Ellenbogen gebeugt und gestreckt.

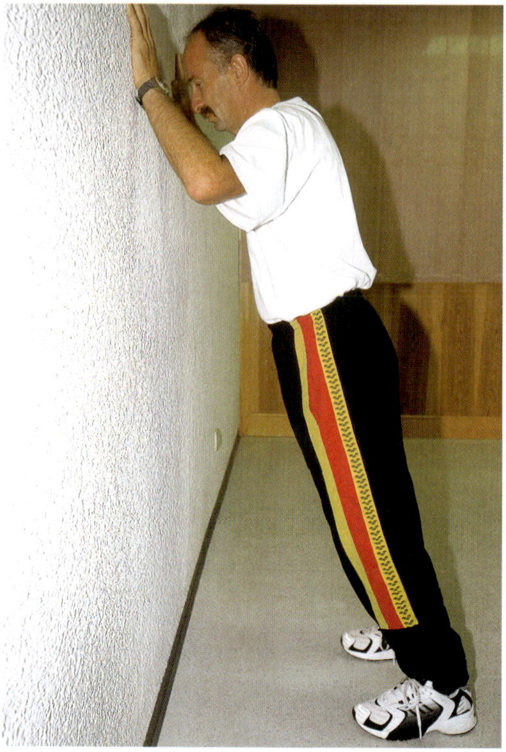

3 Serien mit 10 Wiederholungen.

⚠ **Vorsicht:** Für Schwerbetroffene ist diese Übung ungeeignet.

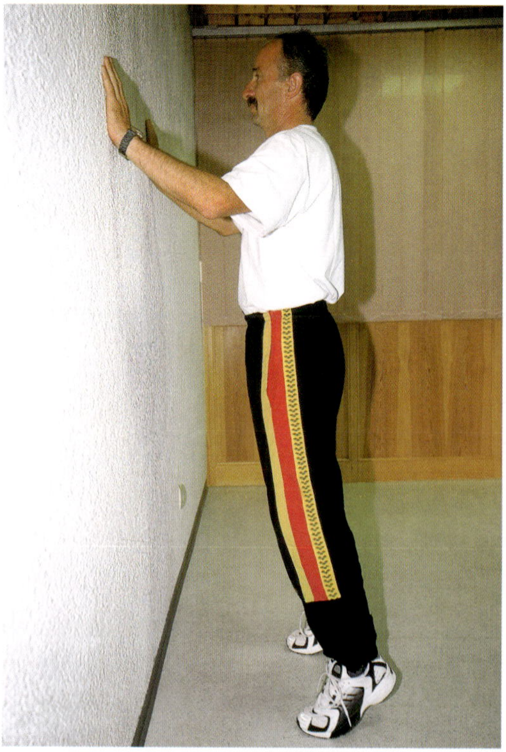

5. Fersenstütz:

Übung: Stellung an der Wand wie vorher, abstützen mit beiden Händen an der Wand, die Ellenbogen sind jetzt leicht gebeugt. Die Fersen werden jetzt beidbeinig vom Boden jeweils abgehoben und gesenkt.

3 Serien mit 10 Wiederholungen

⚠ **Vorsicht:** Für Schwerbetroffene ungeeignet.

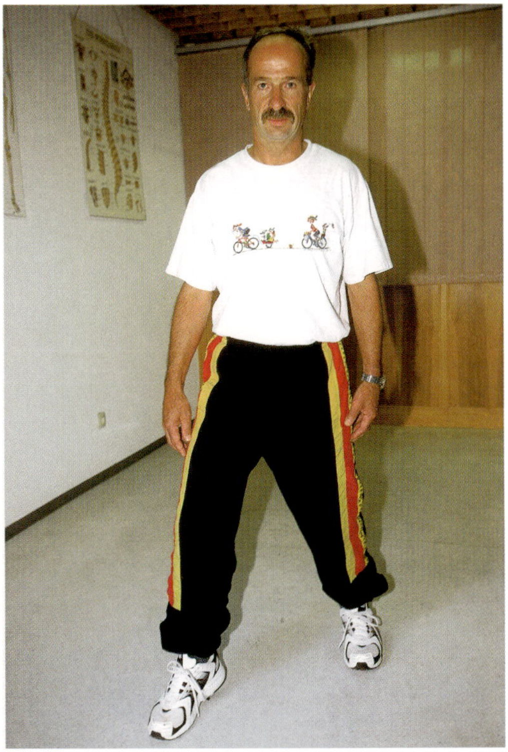

6. **Ausfallschritt:**
Übung: Stehen mit aufrechtem Oberkörper, Füße in Schulterbreite. Im Wechsel einen Ausfallschritt zur Seite oder nach vorne machen, als ob man in eine Pfütze trete.

2 Serien mit 20 Wiederholungen.

⚠ **Vorsicht:** Für Schwerbetroffene ungeeignet.

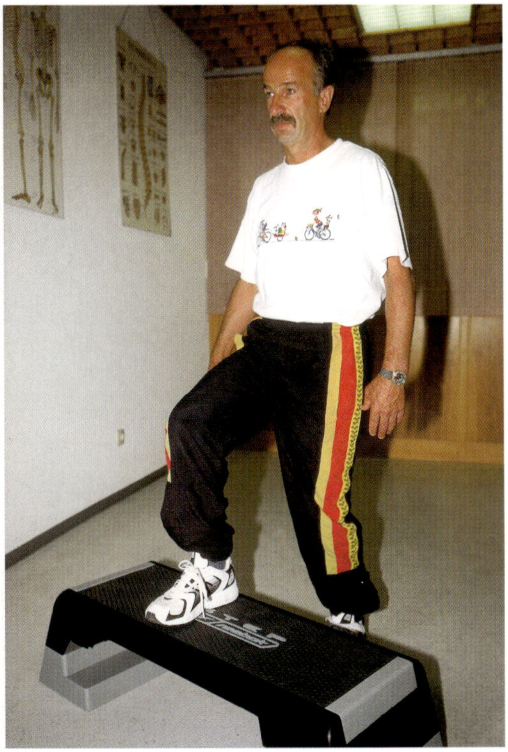

7. **Treppensteigen:**
Übung: Aus dem sicheren Stand (wie oben) wird abwechselnd ein Bein auf einen festen Tritt gesetzt.

2 Serien mit 20 Wiederholungen.

Tipp: Tritthöhe maximal 20 cm, das Standbein immer etwas gebeugt halten.

Tipp: öfters mal Treppensteigen.

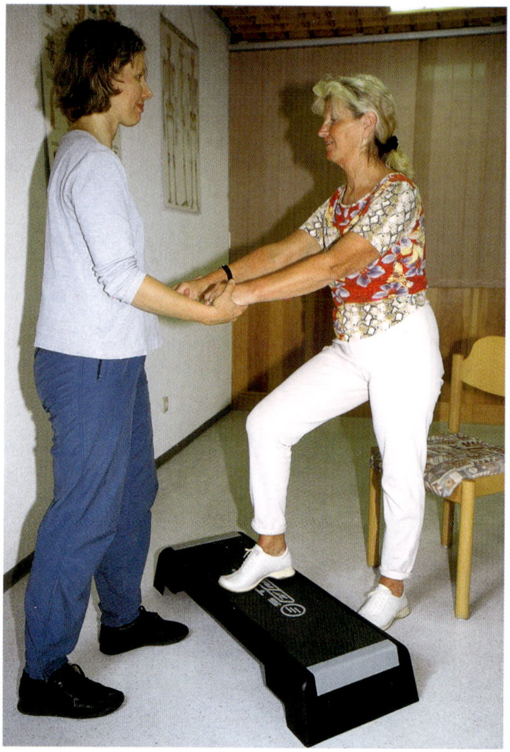

Schwerbetroffene:
eine Hilfsperson gibt Halt im Bereich der betroffenen Hüfte oder steht vor dem Übenden und fasst ihn an beiden Händen.

Komplexe Übungen im Stehen

Übungsziel:
Gleichgewichtsschulung und Koordination

1. Variieren der Schrittlänge beim Gehen, z. B. größere und kleinere Schritte einstreuen.

2. Variieren des Schritttempos, z. B. einige schnellere und einige langsamere Schritte in das Schritttempo einstreuen.

3. Dehnungen ins Gehen einbauen, z. B. Dehnen in Schrittstellung der Wadenmuskulatur.

4. Gehen in Seitwärtsschritten, dabei evtl. die Hände des Partners fassen, als Unterstützung.

5. Komplexe Übungen mit Partnern:

5.1 einen harten Ball einem Partner zukicken, dabei immer wieder die Richtungen variieren.

5.2 Softball einem Partner aus der Seitwärtsbewegung zuwerfen.

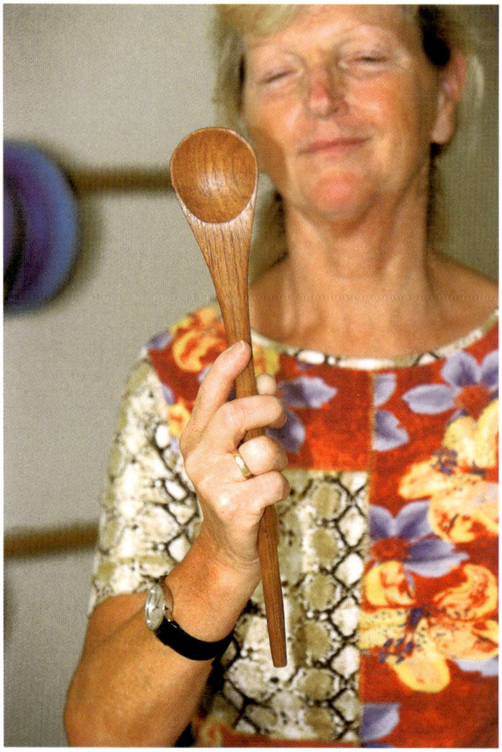

Übungen zur Handfunktion

1. Übungen mit dem Kochlöffel:

1.1 Einen Kochlöffel mit der Hand fassen. Versuchen sie nun am Griff des Kochlöffels mit den Fingern rauf und runter zu wandern.

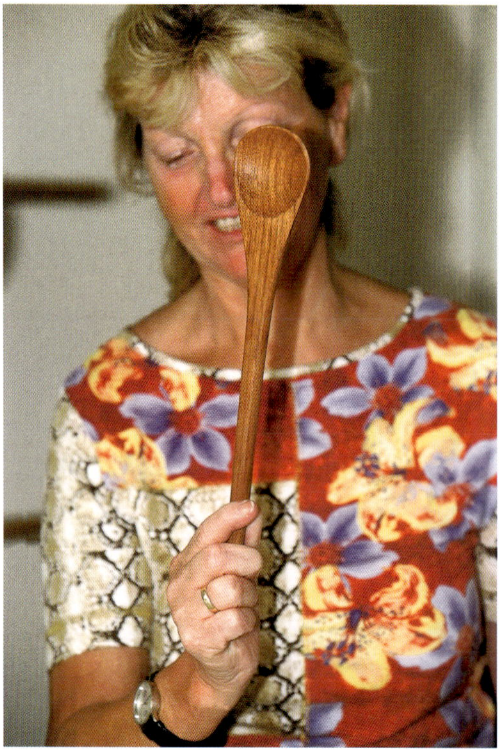

1.2 Drehen Sie den Kochlöffel mit den Fingern abwechselnd in beide Richtungen.

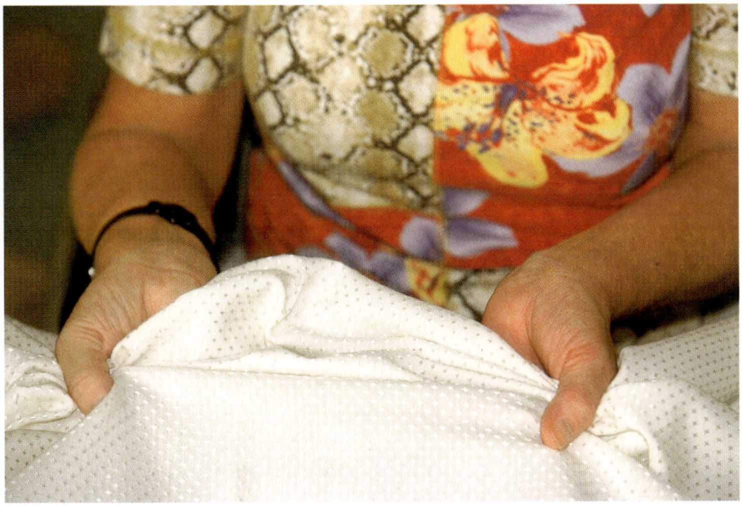

2. Arbeiten mit dem Tischtuch:

2.1 Tischtuch am Rande raffen

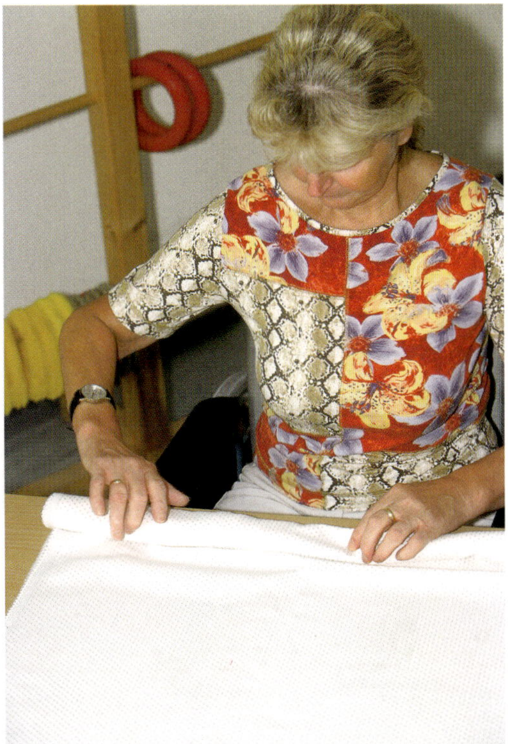

2.2 Tischtuch einrollen

Tipp: beide Übungen können ein- aber auch beidhändig durchgeführt werden.

4 Ergotherapie

Sehr geehrter Patient, sehr geehrte(r) Angehörige(r),

die Zielsetzung der ergotherapeutischen Arbeit liegt im Erreichen der größtmöglichen Selbständigkeit des Patienten im Alltag, sowie in der Wiedereingliederung in sein soziales und berufliches Umfeld.

Zu Beginn der Therapie wird eine genaue Diagnostik über die motorischen, perzeptiven und kognitiven Fähigkeiten und Defizite des Patienten durchgeführt. Um eine effektive Rehabilitation zu erreichen ist es unabdingbar, den Patienten und seine Angehörigen mit seinen/ihren Wünschen und Bedürfnissen von Anfang an in den Rehabilitationsprozess mit einzubeziehen.

Nur so ist gewährleistet, dass die Therapieziele alltagsrelevant sind und auch im häuslichen, sozialen und beruflichen Umfeld des Patienten ihre weitere Umsetzung finden.

Die nachfolgenden Übungsbeispiele sind ein kleiner Ausschnitt aus einer Vielzahl von Alltagsübungen: Sie sollen Ihnen als Patient und Angehörige deutlich machen, wie wichtig es ist, den Alltag immer wieder miteinzubeziehen um Selbständigkeit zu fördern bzw. zu erhalten (was nicht zuletzt auch Auswirkungen auf das Selbstwertgefühl hat!).

Abschließend sei noch erwähnt, dass für individuelle Probleme der Ergotherapeut vor Ort als Ansprechpartner gerne zur Verfügung steht, um mit Patient und Angehörigen einen individuellen Therapieaufbau, sowie Eigenübungen zu erarbeiten.

Hilfreiche Literatur für interessierte Angehörige:

Hilfe zur Selbsthilfe: Trudy Geisseler, Halbseitenlähmung (erschienen im Springerverlag)

Schwer betroffener Patient

1. Bridging im Bett in Verbindung mit Hose hochziehen:

Der Patient hat beide Beine angewinkelt. Evtl. ist eine Sicherung des betroffenen Beines nötig, damit es nicht zur Seite umkippt oder wegrutscht.

Nun hebt der Patient das Gesäß an (»Bridging«) und ermöglicht so der Pflegeperson, die Hose hoch- oder hinunterzuziehen.

Ziele:

Pflegeerleichterung bei gleichzeitiger Kräftigung und Koordinationsschulung.

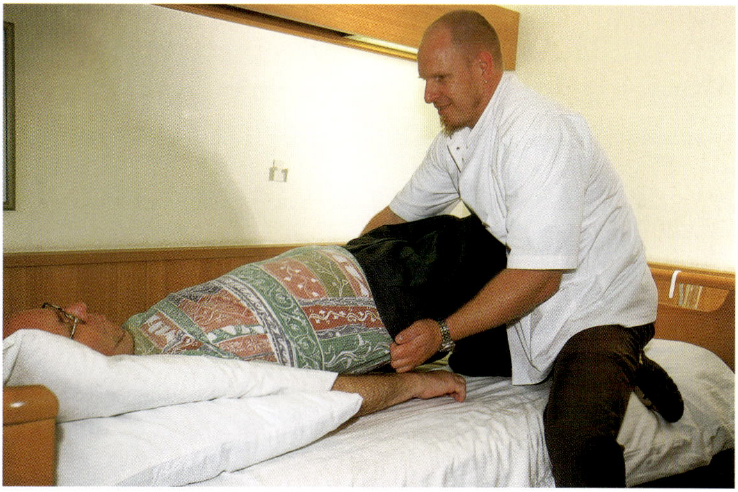

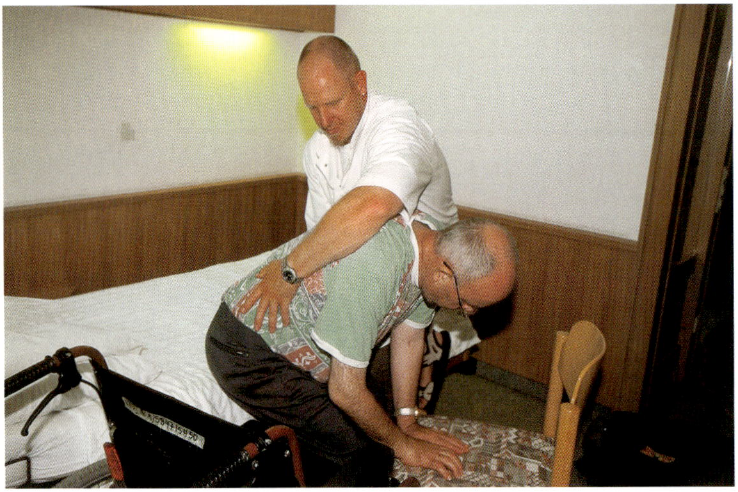

2. Der aktive Transfer:

Der Patient sitzt vorne an der Bettkante, die Füße sind etwas hinter den Knien platziert. Der Patient richtet sich auf (Becken nach vorne kippen) und verlagert den Oberkörper nach vorne. Zur Sicherheit steht ein Stuhl vor dem Patienten, damit er sich abstützen kann.

Nun unterstützt die Hilfsperson den Patienten beim Anheben und Drehen des Gesäßes in den Rollstuhl.

Dabei muss auf die betroffene Seite besonders geachtet werden; evtl. ist eine Stabilisierung des betroffenen Beines durch die Pflegeperson nötig. Auf eine rückenschonende Haltung der Pflegeperson sollte geachtet werden.

Ziel:

Erleichterung des Transfers unter Einbeziehung des Patienten.

3. **Waschen am Waschbecken:**
Der betroffene Arm wird im Waschbecken oder auf dem Waschbeckenrand gelagert und kann so vom Patienten selbstständig gewaschen werden.

Ziele:
- **Förderung der Selbstständigkeit im Alltagsbereich Körperpflege**
- **Schulung normaler Bewegungen**
- **Förderung selbstständiger Planung einer Alltagshandlung**
- **Förderung der Wahrnehmung der betroffenen Seite**

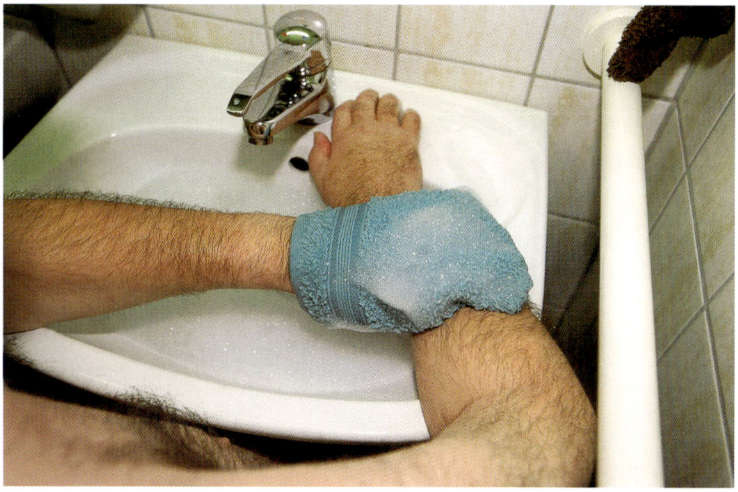

Anordnung der Utensilien zur Förderung der Exploration auf die betroffene Seite bei z. B. Neglect, Hemianopsie.

Ziel:
Der Patient soll beim Waschen am Waschbecken motiviert werden, auf seine betroffene Seite zu explorieren.

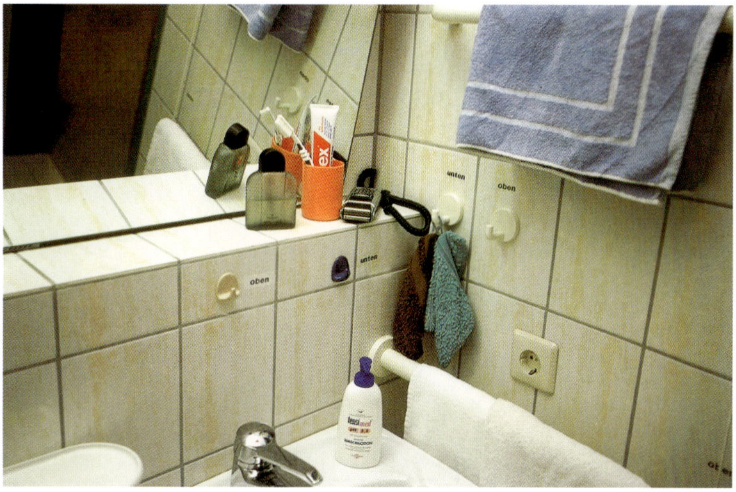

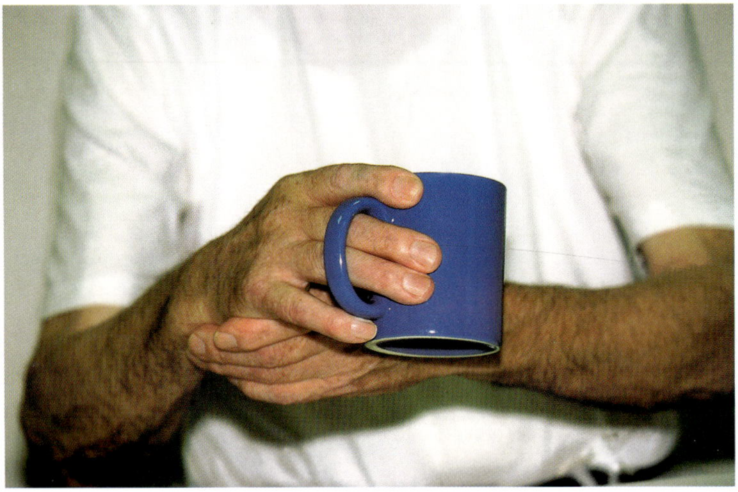

4. **Tasse führen:**

Ein Beispiel für eine Alltagsaktivität, bei der der Patient die gelähmte Hand miteinsetzen kann, wenn sie auch noch sehr wenig Funktionen (Kraft, Beweglichkeit) hat:

Der Patient trinkt aus einem Kaffeebecher und unterstützt mit der gesunden Hand die betroffene Hand.

Ziele:

- **Miteinbeziehen der betroffenen Hand**
- **Schulung der motorischen und koordinativen Fähigkeiten**
- **Schulung der Hand-Auge-Koordination**

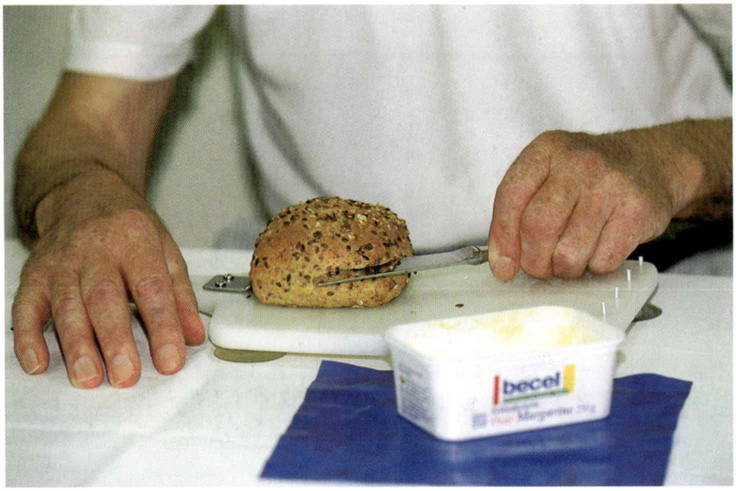

5. **Frühstücksbrett:**

Mit diesem Hilfsmittel ist es dem Patient möglich, ohne fremde Hilfe ein Brötchen aufzuschneiden und zu bestreichen. Der betroffene Arm ist wenn möglich auf dem Tisch neben dem Brett gelagert.

Ziel:

Verbesserung der Selbstständigkeit und Unabhängigkeit des Patienten.

Leicht betroffener Patient

1. Sensibilitätstraining mit Igelball und Bürste:

Durch Abrollen oder Bürsten der betroffenen Körperstellen wird die Oberflächensensibilität gefördert und es soll eine Verbesserung von Pelzigkeits-/Taubheitsgefühlen erreicht werden. Dadurch kann eine Verbesserung der Funktion im Alltag stattfinden.

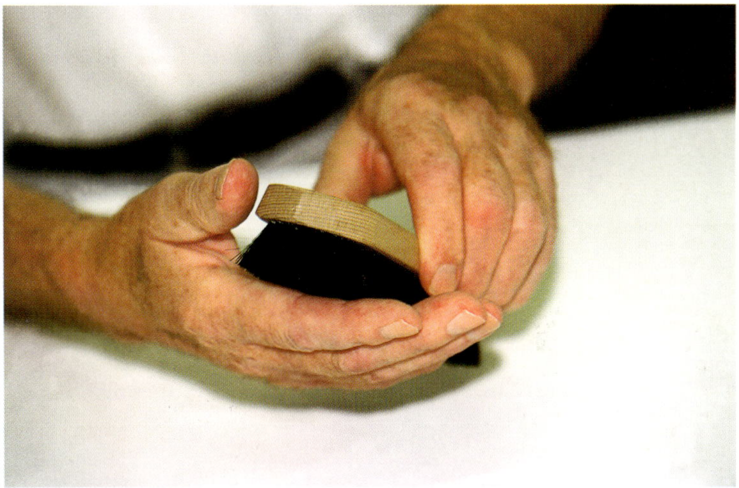

Ziele:
Verbesserung der Sensibilität und der Wahrnehmung.

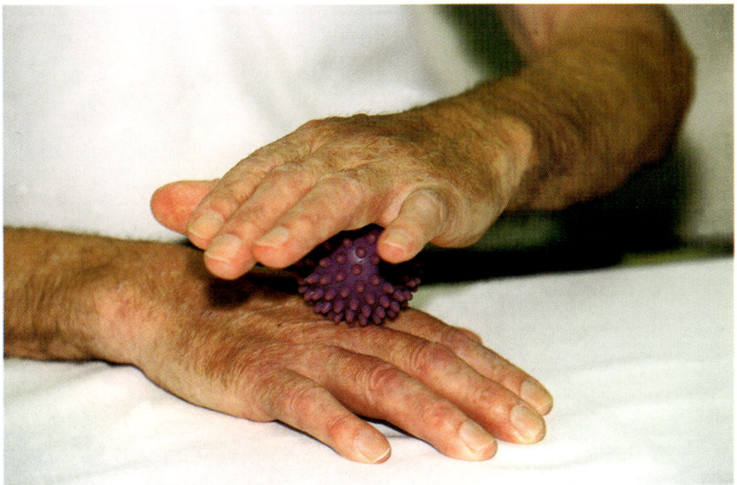

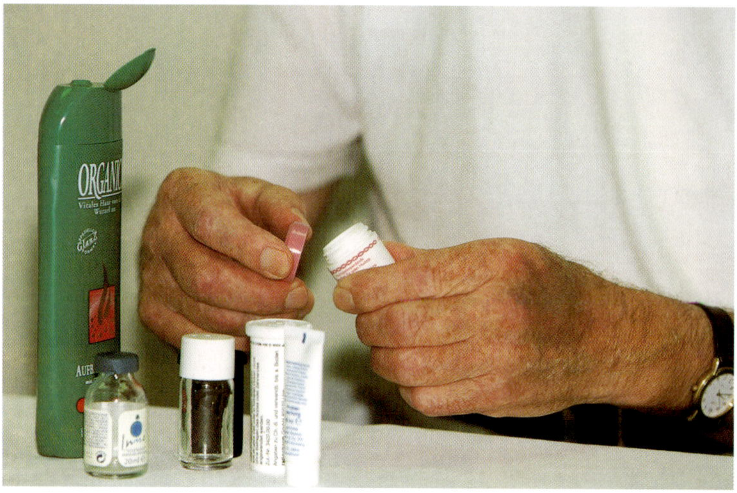

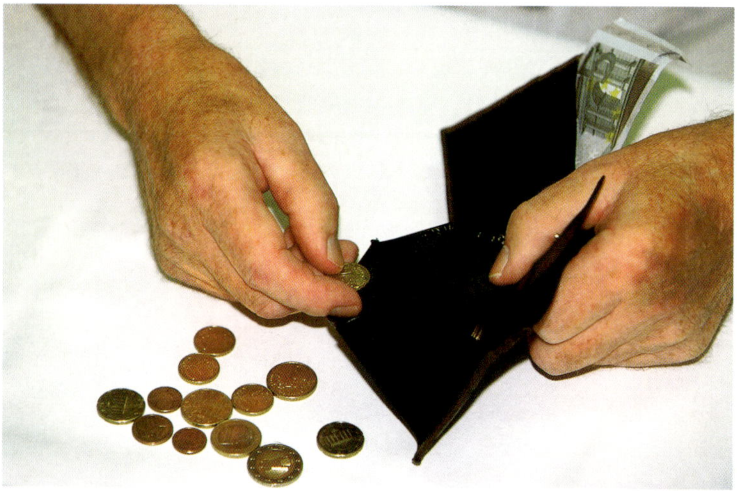

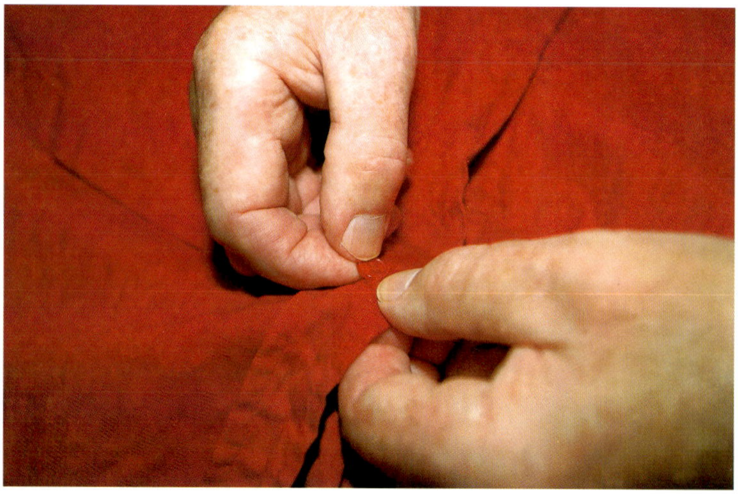

2. feinmotorische Alltagsaktivitäten (Verschlüsse, Geld, Knöpfen):

Übungen:

1. Verschlüsse von verschiedenen Dosen, Duschgelflaschen öffnen und schließen.

2. Geldbörse öffnen und schließen, Geldstücke vom Tisch aufgreifen und wieder in die Börse sammeln.

3. Hemdknöpfe öffnen und schließen mit beiden Händen oder wenn möglich nur mit der betroffenen Hand.

Ziele:
Training der Hand-/ Fingerbeweglichkeit, Feinmotorik und Koordination in Bezug zu Aktivitäten des Alltags, um in diesem Bereich die Selbstständigkeit und somit auch die Unabhängigkeit zu fördern.

3. Kräftigungs- und Koordinationsübungen mit Therapieknet:

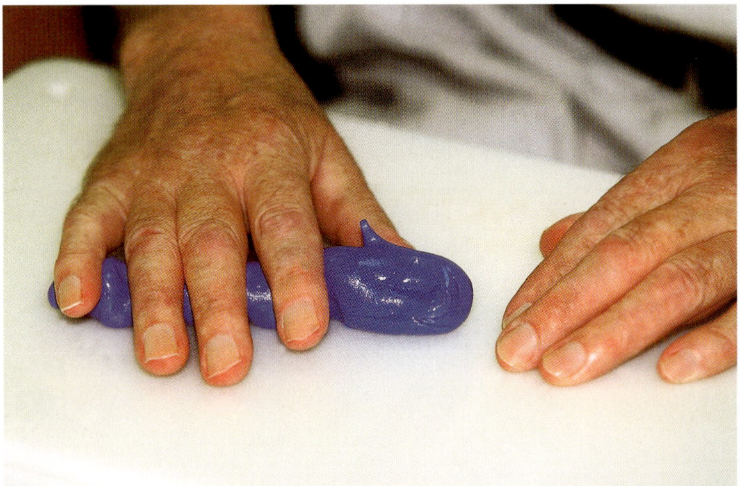

Übungen:

1. Knet auf dem Tisch ausrollen zu einer Rolle und Kerben mit der Handkante eindrücken. Der Daumen zeigt dabei nach oben.

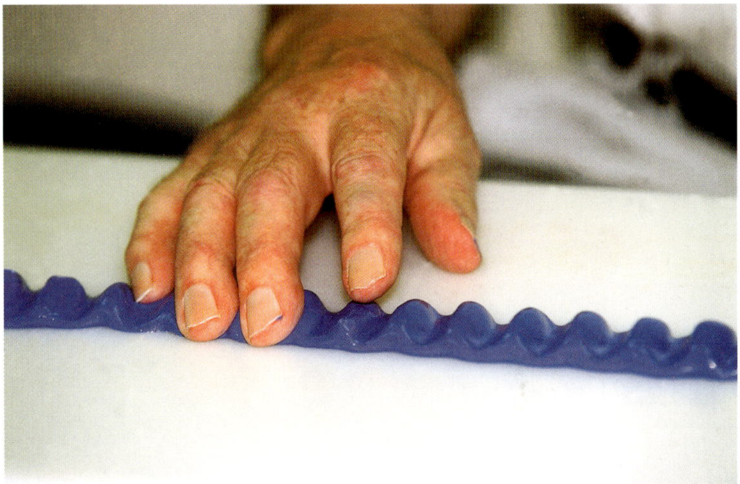

2. Den kleinen Finger in die äußerste Kerbe legen, den Ringfinger daneben, dann den Mittel- und Zeigefinger. Bei dieser Übung ist der Daumen ausgeschlossen. Mit dem Zeigefinger eine Kerbe weiter zur Mitte wandern, die anderen Finger einzeln nachfolgen lassen. Dann wieder mit dem Zeigefinger, usw. Am Ende der Rolle den Rückweg antreten, d. h. der kleine Finger beginnt, die anderen folgen.

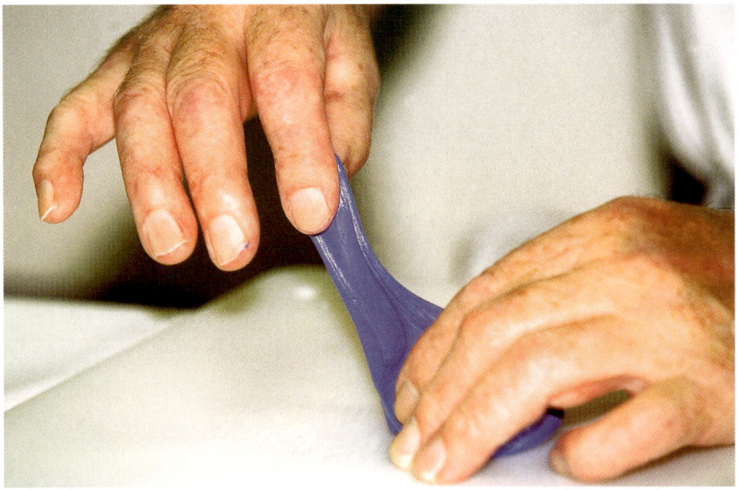

3. Die Knetmasse etwas auf den Tisch drücken und mit Daumen und Zeigefinger, Daumen und Mittelfinger, Daumen und Ringfinger, Daumen und Kleinfinger aus der Knetmasse kleine Kugeln ziehen und ablegen. Darauf achten, dass sich bei der Berührung der Fingerkuppen ein Kreis bildet.

Ziele:
Verbesserung der Handkraft, Training der selektiven Fingerbeweglichkeit sowie der Koordination von Handgelenk, Hand und Fingern.

(den abgebildeten Therapieknet können Sie im Sanitätshaus erwerben)

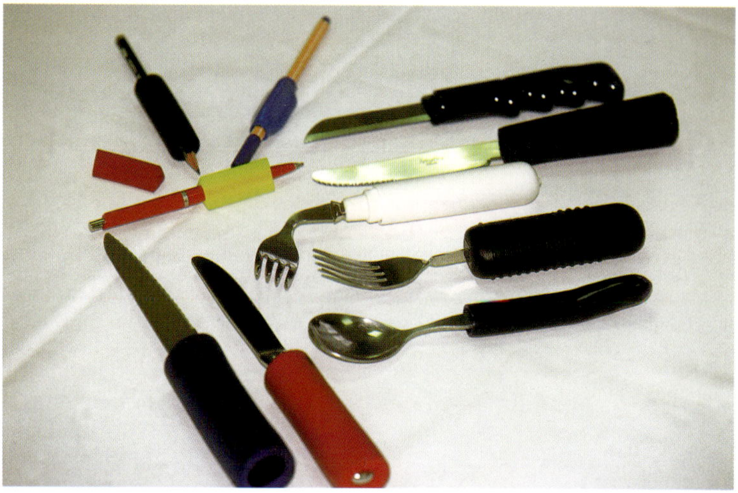

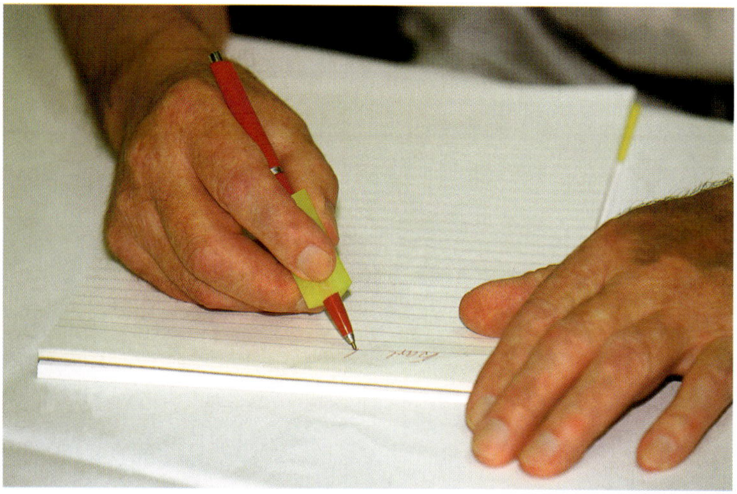

4. Griffverdickungen und adaptiertes Besteck:

Die Gegenstände liegen mit weniger Kraftaufwand sicher in der betroffenen Hand. Dadurch wird trotz eingeschränkter Fähigkeiten im Bereich Feinmotorik, Koordination und Kraft selbstständiges Essen und Schreiben möglich.

5. Schreibübungen mit Schreibhilfe:

Ziel:
Der Patient hat trotz eingeschränkter Funktionen (z.B. verminderte Handkraft, verminderte selektive Fingerbeweglichkeit) durch die Griffverdickung die Möglichkeit, den Stift sicher in der Hand zu halten und Schreibübungen durchzuführen.

5 Therapie von Sprach-, Sprech- und Schluckstörungen

Störungen des Sprechens, der Sprache, des Lesens und des Schreibens sowie Störungen der Nahrungsaufnahme können verschiedene Ursachen haben. Am häufigsten treten Sprach- und Sprechstörungen sowie Schluckstörungen nach Schlaganfall auf, wobei die beobachtbaren Symptome von wenigen Stunden bis zu mehreren Tagen, Monaten oder Jahren andauern können.

Therapieangebote bestehen in den meisten Krankenhäusern, allen neurologischen Rehakliniken und als ambulantes Therapieangebot oft auch in der Nähe des Wohnortes. Der therapeutisch notwendige Umfang an Therapie kann von einer einmaligen Beratung des Patienten und seiner Angehörigen bis zu einem Monat oder Jahre dauernden täglichen Sprachtherapie reichen.

Umfang und Inhalt der Therapiestunden richtet sich nach dem Ausmaß der Sprach- und Sprechstörung, nach den aktuellen Möglichkeiten des Patienten, nach den Erwartungen und Zielen des Patienten sowie nach den messbaren Fortschritten im Therapieverlauf. Generell gilt es, die Auswirkungen der Sprach- und Sprechstörungen auf den privaten und/oder beruflichen Alltag zu mildern oder zu kompensieren und bei Schluckstörungen die risikofreie Ernährung zu gewährleisten. Neben der sprachtherapeutischen Behandlung können zusätzliche Übungen, die in der Therapie erarbeitet wurden, zu Hause die Besserung unterstützen.

1 Sprechstörungen (Dysarthrophonien)

Bei Störungen der Artikulation wird das Therapieziel im wesentlichen darin bestehen, eine verständliche Sprechweise anzustreben. Dazu gehört eine ausreichende Lautstärke und Stimmqualität, eine ausreichend deutliche Bildung der Laute und ein angemessener Einsatz der Sprechmelodie. Um diese Ziele zu erreichen, werden Übungen zur Koordination der Gesichts-, Kiefer und Zungenmuskulatur sowie Atem- und Stimmübungen durchgeführt. Nachfolgend einige Beispiele für therapeutische Übungen bei Stimm- und Sprechstörungen nach Schlaganfall:

- lautes Lesen, Buchstabieren oder Singen
- Tonhalteübungen, z. B. Sprechen Sie ein langes /a/, Ie/ oder /i/, u. a.
- an- und absteigende Töne summen, z. B. Summen Sie ein langsam aufsteigendes /a/, u. a.
- Übungen zum Stimmansatz
- Üben von Zungenbewegungen, z. B. Bewegen Sie die Zunge vom rechten Mundwinkel in den linken Mundwinkel und zurück. Kreisen Sie mit der Zungenspitze über die Lippen, u. a.
- bewusst langsames Sprechen
- Mimische Übungen, z. B. Blasen Sie die Wangen auf, schließen Sie das linke Auge, schließen Sie das rechte Auge, spitzen Sie den Mund, ziehen Sie die Lippen breit, u. a.
- Koordinationsübungen zu Atmung und Artikulation, z. B. Lesen Sie den folgenden Satz mit Pausen an den markierten Stellen: der | mann | nick | te | ver | ständ | nis | voll || nach | dem || die | ver | käu | fer | in || die | funk | tions | wei | se || des | ge | rä | tes || er | klärt | hat | te. An den doppelt markierten Stellen machen Sie eine längere Pause und holen Sie Luft.
- Koordinationsübungen zu Atmung und Haltung.

Welche der genannten Beispiele in der Therapie zum Einsatz kommen, ist abhängig von Art und Ausmaß der Störung. Wenn Sie zu Hause zusätzlich üben wollen, dann fragen Sie Ihren behandelnden Sprachtherapeuten nach den für Sie geeigneten speziellen Übungen.

2 Sprachstörungen (Aphasien)

Bei Störungen der Sprache wird das Therapieziel darin bestehen, eine Kommunikation anzustreben, bei der der Patient Ideen, Wünsche und Befindlichkeiten an seinen Gesprächspartner vermitteln kann und auch Informationen von Gesprächspartnern verstehen kann. Das kann mittels gesprochener oder geschriebener Sprache geschehen. Es können aber auch mittels Zeichnungen sowie mit Gestik und Mimik Wünsche und Bedürfnisse vermittelt werden. Nachfolgend einige Beispiele für therapeutische Übungen bei Sprachstörungen nach Schlaganfall:

- Sätze aus Wörtern zusammensetzen, z.B. Sie habe hier sechs Wörter: Tisch, Essen, dem, auf, das, steht. Bilden Sie einen Satz aus diesen Wörtern.
- Wörter aus Buchstaben zusammensetzen.
- Zuordnen von Lauten und Buchstaben, z.B. Sie hören einen Laut (/a/). Welches der Bilder (Tür, Affe, Buch) enthält einen entsprechenden Buchstaben.
- Lesen von Wörtern, Sätzen oder Texten.
- Sprechen über das Gelesene
- Finden von Wörtern, die zusammenpassen, z.B. Bilden Sie Wortpaare, die zusammenpassen: Sonne, Eis, Wiesel und kalt, schnell, warm.
- Schreiben von Wörtern, Sätzen oder Texten.
- Finden von Wörtern zu vorgegebenen Themen, z.B. Welche Wörter fallen Ihnen ein zum Thema »Garten« (Blumen, Baum, Erde)
- Sortieren von Wortgruppen, z.B. Ordnen Sie die folgenden Wörter (Birke, Hund, Eiche, Zange, Hammer, Spinne) den Wörtern »Tier«, »Pflanze« und »Werkzeug« zu.
- Benennen von Gegenständen oder Abbildungen.
- Ordnen von Wörtern, Satzteilen und Textteilen, z.B. Bilden Sie aus den Satzteilen zwei Sätze: »isst ein Eis«, »das Kind«, beißt den Briefträger, »der Hund«. oder Sortieren Sie die folgenden Sätze in eine logische Reihenfolge: »Das Kind isst ein Eis«, »Die Mutter geht zum Eisstand«, »Sie kauft ein Eis«.
- Beantworten von Fragen zu Themen, Abbildungen und Gelesenem, z.B. Erzählen Sie mir bitte, was in dem Artikel stand, den Sie heute Morgen gelesen haben.
- Übungen zur Gestaltung von Dialogen.

Welche der genannten Beispiele in der Therapie zum Einsatz kommen, ist abhängig von Art und Ausmaß der Störung. Wenn Sie zu Hause zusätzlich üben wollen, dann fragen Sie Ihren behandelnden Sprachtherapeuten nach den für Sie geeigneten speziellen Übungen. Die wichtigste Übung bei Sprachstörungen ist das Gespräch bzw. das Sich-Verständigen mit den Angehörigen. Dies erfordert oft schon viel Konzentration und Kraft. Um die Verständigung zu erleichtern, sollten folgende Punkte vom Gesprächspartner beachtet werden:

- Störgeräusche, wie Straßenlärm oder Radio möglichst ausschalten.
- Dem Patienten Zeit lassen zum Finden von Wörtern.
- Mimik und Gestik, aber auch Zeichnungen können helfen, das Gesagte zu verstehen.
- Wenn Sie verstanden haben, was der Patient will, dann korrigieren Sie nicht noch.
- Sprechen Sie langsam, aber nicht lauter, damit Sie vom Patienten besser verstanden werden.
- Stellen Sie Rückfragen um sicherzugehen, ob Sie verstanden wurden.
- Stellen Sie gegebenenfalls die Fragen so, dass sie mit »ja« oder »nein« beantwortet werden können.
- Wenn es beim erstenmal nicht klappt, dann versuchen Sie es zu einem späteren Zeitpunkt nochmal.

3 Schluckstörungen (Dysphagien)

Bei Schluckstörungen wird das Therapieziel zunächst darin bestehen, eine risikofreie Ernährung zu gewährleisten. Dazu gehört die Aufnahme fester Nahrung als auch die Zufuhr von Flüssigkeiten. Dies geschieht durch eine entsprechende Zubereitung der Kost und der Flüssigkeiten. Oft ist auch eine Änderung des Essverhaltens notwendig. Diesbezüglich findet eine Beratung statt. Je nach Art der Störung kann außerdem eine passive Stimulation im Mund, Übungen zur Zungen- und/oder Lippenkräftigung oder das Erlernen einer bestimmten Schlucktechnik sinnvoll sein. Bei Schluckstörungen ist das konsequente Einhalten der Vorschläge der Sprachtherapeuten zu Kostformen und Essverhalten unbedingt zu beachten.

Übungen, die der Patient zu Hause selbständig durchführt und die Mithilfe der Angehörigen oder Bezugspersonen sind ein wichtiger Bestandteil sprachtherapeutischer ambulanter Versorgung.

Weitere Informationen über Selbsthilfegruppen:
Landesverband Aphasie und Schlaganfall Baden-Württemberg e.V.

Geschäftsstelle:
Heilbronner Str. 300,
70469 Stuttgart,
Telefon (07 11) 81 40 30

6 Neuropsychologie / Psychologie

Mit dem Schlaganfall leben lernen

Der Schlaganfall erscheint zunächst als Schicksalsschlag, der unabänderlich die Betroffenen und ihre Angehörigen aus dem Leben reißt. Zur Bewältigung gilt es, die auftretenden Gefühle wahrzunehmen, zu verstehen und realistische Maßnahmen zu suchen und aktiv umzusetzen, um sich dem Schicksal nicht unabwendbar ausgeliefert zu fühlen.

Die Angst bewältigen

Angst tritt meistens nach einer so plötzlich auftretenden Erkrankung auf. Es ist naturgegeben, auf eine bedrohliche Situation zunächst mit Angst zu reagieren. Einerseits ist unsere Gesundheit gefährdet und führt zu der Angst, es könnten weitere Schlaganfälle folgen, andererseits macht es Angst, sich in dem Zustand mit körperlichen und/oder geistigen Einbußen wieder in das gewohnte persönliche Umfeld zu begeben. Die Ungewissheit, ob eine Behinderung zurückbleibt, macht uns Angst.

- Informationen und Austausch mit Fachpersonal aus Medizin und Psychologie lindern und relativieren die Angst vor weiteren Vorfällen. Setzen Sie sich mit der Angst auseinander, wehren Sie diese nicht ab. Nach der Rehabilitation könnte eine Selbsthilfegruppe hilfreich sein.
- Entspannung bringt Erleichterung und Ruhe. Das kann mit Entspannungskassetten geschehen oder auch mit gezielten Techniken, wie der progressiven Muskelentspannung oder dem autogenen Training. Diese Techniken können Sie in der Rehabilitation, über die Volkshochschulen und über die Krankenkasse erlernen.

Depressionen verhindern

Die anfänglich auftretende Angst und die Traurigkeit über den Verlust der Gesundheit kann sich unter Umständen verfestigen, dass eine tiefe depressive Stimmung die Folge ist. Rückzug von der Familie und Freunden sind die Folge und zugleich auch die Ursache für die Depression. Es tritt ein Kreislauf negativer Erlebnisse ein, wenn die bisherige Rolle in der Gesellschaft nicht mehr aufrechterhalten, aber keine neue, positiv erlebte Rolle eingenommen werden kann.

- Etwas Positives zu erleben, den Kontakt zu Familie und Freunden aufrecht zu erhalten, auch eine veränderte Rolle zu suchen, ist der wesentlichste Teil der Krankheitsbewältigung. Durch kleine Handlungen können Sie erfahren, was sie selbst bewegen können. Mit der zunehmenden Aktivität des Betroffenen wird auch die seelische Belastung für die Angehörigen geringer.
- Wenn Sie auf den Rollstuhl angewiesen sind, können Sie überlegen, was sie im Sitzen tun können, z.B. Telefonieren, Internet, Gesellschaftsspiele.
- Für die Angehörigen heißt es, dem Betroffenen nicht zu viel abzunehmen, vor allem nicht das Gespräch mit anderen. Es ist wichtig, dass der Patient selbst seine Gefühle und Bedürfnisse äußert, auch wenn dieses Zeit braucht und unter Umständen durch Aufmerksamkeits- oder Sprachstörungen beschwerlich ist.

Frustrationen und Ärger vermeiden

Wenn viele Dinge des Alltags oder sogar der Beruf nicht mehr ausgeübt werden können, ist das frustrierend und ärgerlich. Insbesondere auf Hilfe angewiesen zu sein und diese zulassen zu müssen, führt zu Auseinandersetzungen mit den Angehörigen oder Pflegepersonen. Zu wenig wie auch zu viel Hilfe bedrohen ernsthaft das Selbstwertgefühl und können zu einer abwehrenden Haltung bei dem Betroffenen führen. Misstrauen entsteht, wenn über den Kopf des Patienten hinweg entschieden wird. Den aggressiven Reaktionen stehen die Angehörigen oft hilflos gegenüber und sind ihrerseits gekränkt, da sie es »doch nur gut meinen«.

- Passen Sie in offener Aussprache mit allen Beteiligten und dem Fachpersonal den Alltag an die veränderte Situation an.
- Auch die Angehörigen stehen vor einer völlig neuen Situation. Akzeptieren Sie, dass beide Seiten Zeit brauchen, sich auf den neuen Tagesablauf einzustellen.
- Haben Sie Mut, Konflikte offen auszutragen und sich nicht zu verschließen.

Eigene Überzeugungen überdenken

Eine häufig geäußerte Überzeugung ist: »Erst wenn ich wieder 100% fit bin, geht das Leben auch weiter«. Hierin steckt die Überzeugung, dass das Leben nur dann weitergeht, wenn eine vollständige Genesung erfolgt. Bei dieser Überzeugung kann die Krankheit nicht mehr zum Leben gehören, so dass für alle Beteiligten ein sehr belastender Druck entsteht, schnell und vollständig gesund zu werden.

Die Überzeugungen betreffen auch die Angehörigen, da die gesamte Familie sich auf eine neue Situation einstellen muss. Angehörige spüren häufig einen hohen Druck durch die Vorstellungen »Die Familie muss ihren Angehörigen alleine versorgen!« oder »Menschen werden nur durch ihre Leistungen von anderen akzeptiert!«

- Versuchen Sie, Überzeugungen, die so unabdingbare Bedingungen beinhalten, bewusst durch weiche Formulierungen zu ersetzen.
- Die Ziele, die Sie sich setzen, sollten aus medizinischer Sicht erreichbar sein. Es ist sinnvoll, ein großes Ziel (z.B. wieder laufen zu können) in kleinere zu zerlegen (stehen zu können, einen Schritt machen, mit Rollator gehen, usw.).

Den Alltag nach den überdachten Überzeugungen gestalten

Wichtig ist, die Überzeugungen nicht nur zu überdenken, sondern auch danach zu handeln. Wenn Sie ernsthafte Schwierigkeiten erleben, kann eine Verhaltenstherapie hilfreich sein.

- Stellen Sie sich keine Bedingungen auf, unter denen sie etwas tun dürfen oder nicht. Suchen Sie eine neue Form der Aktivität, die ihren Fähigkeiten angemessen ist.
- Planen Sie ihren Tag nach dem, was ihnen seelisch gut tut, nicht nach dem, was Sie glauben, dass andere von Ihnen erwarten.
- Üben Sie, NEIN zu sagen, wenn sie etwas nicht mehr können oder wollen.

Wie Sie ihre Leistungsfähigkeit erhalten können

Sofern Ihre geistige Leistungsfähigkeit nicht gravierend eingeschränkt ist und sie Therapie bekommen müssen, können sie vorbeugend ihre Leistungsfähigkeit im Alltag trainieren. Gesellschaftsspiele wie Würfelspiele, Kartenspiele oder Memory machen Spaß und steigern die allgemeine Konzentrationsfähigkeit, Viele Volkshochschulen bieten pädagogische Konzepte an.

- Beachten Sie, dass Konzentration und Gedächtnis leiden, wenn Sie Sorgen haben oder depressiv gestimmt sind.
- Auch zu viele Termine und Vorhaben bedingen, dass Sie etwas vergessen können. Deshalb ist es wichtig, das Gedächtnis für Alltagsdinge zu entlasten und das aufzuschreiben, was Ihnen wirklich wichtig ist.
- Trennen Sie Gedächtnisübungen von Ihrem sonstigen Alltag, um sich nicht unter Stress zu setzen, denn dann haben sie keine positive Erfahrung und somit nicht den gewünschten Trainingseffekt.

Wichtig: Bei Leistungsstörungen durch den Schlaganfall benötigen Sie eine neuropsychologische Untersuchung und Therapie.

Weitere Informationen über Selbsthilfegruppen:
Landesverband Aphasie und Schlaganfall Baden-Württemberg e.V.

Geschäftsstelle:
Heilbronner Straße 300,
70469 Stuttgart,
Telefon (07 11) 81 40 30

Weitere Informationen erhalten Sie auch bei der Service- und Beratungsstelle der Stiftung Deutsche Schlaganfallhilfe,
Telefon (0 18 05) 09 30 93

Alle Informationen und Übungen
in dieser Broschüre wurden sorgfältig
ausgesucht und geprüft. Dennoch kann
von uns keine Garantie übernommen
werden. Eine Haftung für Personen-,
Sach- und Vermögensschäden
ist ausgeschlossen.

Konzeptionelle Bearbeitung:	Günther Hellmann, Fachkliniken Hohenurach, Oberarzt Neurologie
Vorwort:	Dr. Ernst Bühler, Geriatrischer Schwerpunkt Esslingen
Einleitung:	Prof. Dr. Herrmann Ackermann, Fachkliniken Hohenurach, Chefarzt Neurologie
Physiotherapie:	Sigrid Kocher, Fachkliniken Hohenurach, Leiterin Sportgruppe Schlaganfall Günther Hellmann, Fachkliniken Hohenurach, Oberarzt Neurologie
Ergotherapie:	Uwe Wernicke, Fachkliniken Hohenurach, Ressortleiter
Sprachtherapie:	Falke Schwarz, Fachkliniken Hohenurach, Ressortleiter
Neuropsychologie:	Simone Bahlo, Fachkliniken Hohenurach, Ressortleiterin

Nähere Informationen erhalten Sie unter der Telefonnummer: (0 71 25) 1 51-01

Gesundheit

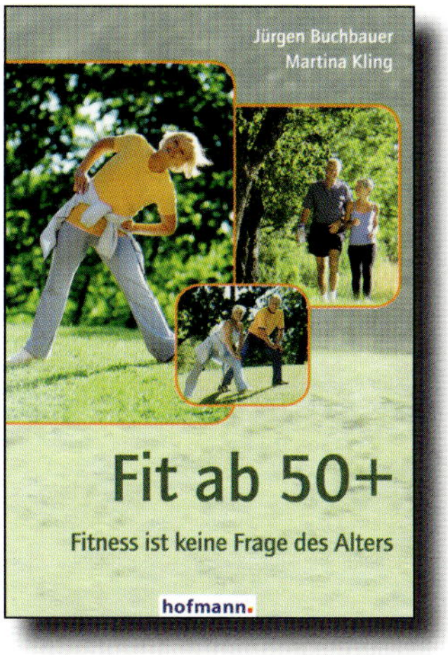

16,5 x 24 cm, 280 Seiten
ISBN 978-3-7780-6120-6
Bestell-Nr. 6120 € 26.90

Jürgen Buchbauer / Martina Kling

Fit ab 50+

Fitness ist keine Frage des Alters

Dieses Buch befasst sich einleitend mit den Grundlagen der Anatomie und Gelenklehre in ihrem funktionellen Zusammenhang. Berücksichtigt wird nicht nur das Herz-Kreislauf-System, sondern auch die Gehirnleistung im Verlauf des Lebens, die Wirkung des Sports bei Stress, möglichen Formen bei degenerativen Problemen wie Arthrose, Osteoporose, Bluthochdruck sowie Rücken- und Bandscheibenleiden. Für den „Nichtsportler" gibt es ein Kapitel zum Selbsttesten von Kraft, Ausdauer, Beweglichkeit, Gleichgewicht und Koordination. Auch Übungen in der freien Natur kommen nicht zu kurz. Ergänzt erhält der Leser Hinweise für die Anmeldung im Sportstudio sowie Informationen über die richtige Sportbekleidung und den optimalen Sportschuh.

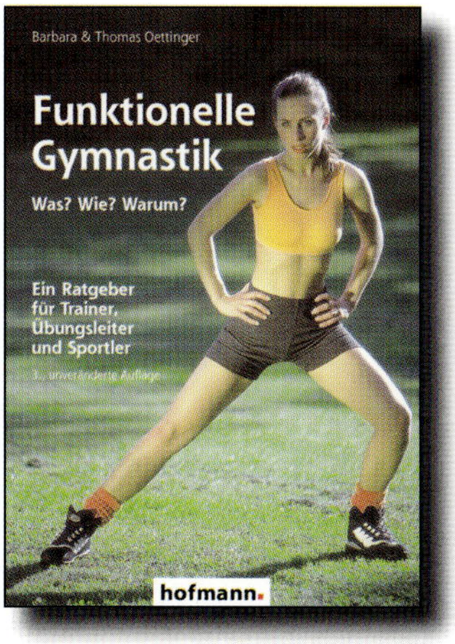

17 x 24 cm, 176 Seiten
ISBN 978-3-7780-3022-6
Bestell-Nr. 3023 € 19.80

Dr. Barbara Oettinger / Dr. Thomas Oettinger

Funktionelle Gymnastik – Was? Wie? Warum?

Ein Ratgeber für Trainer, Übungsleiter und Sportler

3. Auflage 2002

Die Grundlage jeder sportlichen Betätigung ist eine vernünftige Vorbereitung des Körpers, um Verletzungen zu vermeiden, und um dann auch wirklich Freude an der Bewegung zu empfinden. (Aufwärm-)Gymnastik fördert dabei Kraft, Beweglichkeit, Ausdauer und Koordination und bereitet in idealer Weise auf das eigentliche Training vor.

Gesundheit

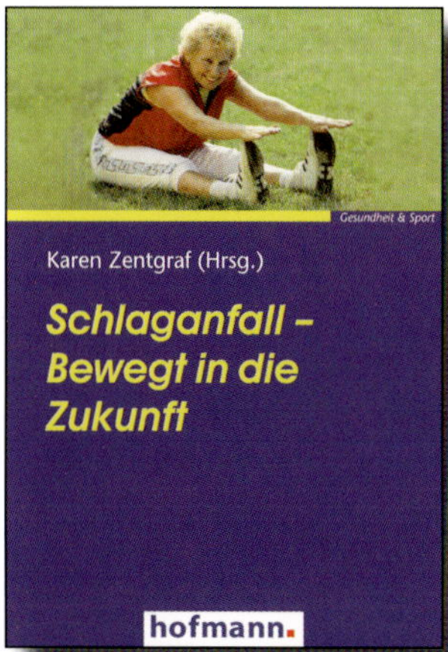

DIN A5, 176 Seiten
ISBN 978-3-7780-7462-6
Bestell-Nr. 7462 € 19.80

Karen Zentgraf (Hrsg.)

Schlaganfall - Bewegt in die Zukunft

Sport und bewegungstherapeutische Maßnahmen können bei richtiger Anwendung und Dosierung Anpassungsreaktionen im Organismus hervorrufen, die sich auf die körperliche und geistige Leistungsfähigkeit sowie auf die Psyche positiv auswirken. Dies gilt ganz besonders bei Schlaganfallpatienten. Seit 1997 bildet der Württembergische Versehrtenverband Schlaganfallsportgruppenleiter aus, die im ganzen Land zahlreiche Sportgruppen gegründet haben. Die Autoren des Buches sind teilweise langjährige Referenten für die Sportgruppenleiterausbildung oder Experten für die Rehabilitation von Schlaganfallpatienten. Sie geben mit dem vorliegenden Buch ihr Erfolgsrezept für die Gründung, Organisation und Leitung von Schlaganfallsportgruppen weiter.

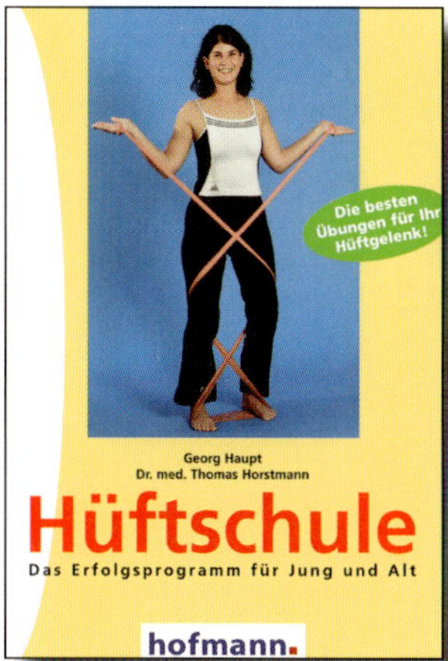

DIN A5, 112 Seiten
ISBN 978-3-7780-3162-9
Bestell-Nr. 3162 € 10.80

Dr. med. Thomas Horstmann / Georg Haupt

Hüftschule

Das Erfolgsprogramm für Jung und Alt

2., verbesserte Auflage 2003

Schmerzen in der Becken-Rücken-Hüftgegend sind für viele Menschen ein ständiger Begleiter. Dieses Buch soll den Betroffenen ein täglicher Begleiter bei ihren Übungseinheiten sein. Therapeuten, Trainern und Sportlehrern soll es als Anregung dienen, Gruppen zu gründen und Patienten auszubilden, um ein geeignetes Training durchzuführen. Die wichtigsten Informationen sind kurz und prägnant beschrieben. Die vielen Übungen sind ziel- und leistungsentsprechend geordnet und sehr übersichtlich dargestellt. **Durchgehend farbige Abbildungen.**

hofmann. VERLAG
Steinwasenstraße 6–8 · 73614 Schorndorf
Telefon (07181) 402-125 · Telefax (07181) 402-111
Internet: www.hofmann-verlag.de · E-Mail: bestellung@hofmann-verlag.de